CARE

Good Care ,
Good Living

CARE
Good Care ,
Good Living

CARE

Good Care ,
Good Living

CARE

Good Care,
Good Living

CARE

Good Care ,
Good Living

care 02

水的漫舞

作者：王唯工
新版統籌：王恬中
責任編輯：艾青荷
美術設計：楊啟巽
內文排版：許慈力、Sunline Design
校對：吳憶鈴 沈如瑩 艾青荷

法律顧問：全理法律事務所董安丹律師、顧慕堯律師
出版者：大塊文化出版股份有限公司
臺北市 105022 南京東路四段 25 號 11 樓
www.locuspublishing.com
讀者服務專線：0800-006689
TEL：（02）87123898　FAX：（02）87123897
郵撥帳號：18955675　　戶名：大塊文化出版股份有限公司

總經銷：大和書報圖書股份有限公司
地址：臺北縣五股工業區五工五路 2 號
TEL：（02）8990-2588（代表號）　　FAX：（02）2290-1658

初版 2007 年 5 月
二版 2010 年 2 月
三版 2022 年 10 月

定價：新臺幣 320 元
Printed in Taiwan.

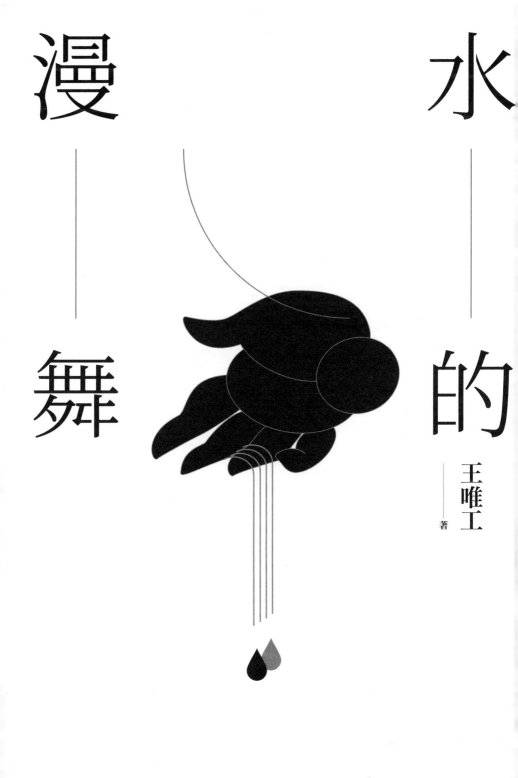

水的漫舞

王唯工 著

關於《氣的樂章》二十周年新版

從叛逆到承接父親衣缽
回憶父親的脈診之路

王恬中
金姆健康科技總經理

雖然《氣的樂章》在二〇〇二年就出版了，而我的《氣的樂章》卻是二〇〇八年我從韓國回來臺灣過中秋節的時候，爸爸送給我的，上面有爸爸的題字：

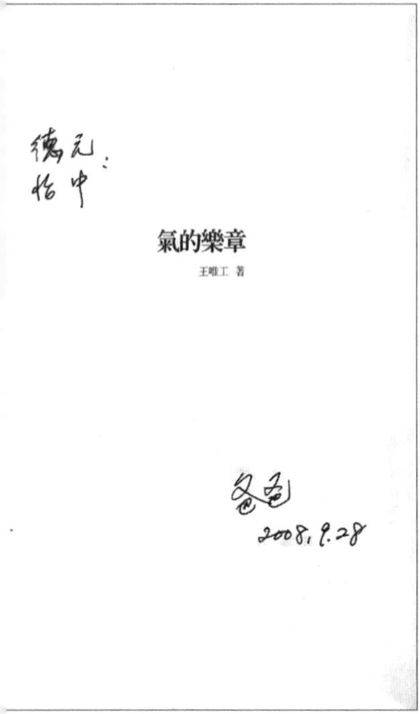
德元：
恬中

氣的樂章

王唯工 著

爸爸
2008.9.28

一出生就拿到「叛逆劇本」的我，從沒想要好好了解自己的爸爸在研究什麼，甚至覺得研究「世界級老扣扣的中醫」很丟臉，所以二〇〇八年拿到書之後，也只翻看自序就收起來了……

在一位「大師」底下成長，我的人生目標從最初的「想得到認可」而不可得後，變成了極度地「叛逆」，覺得一定要走出一條路來展現自己。走了一大圈後才發現「大師」應該也在等待我的認可。而我們都錯過了可以面對面互相認可的機會……

二〇一五年爸爸生病後，他最擔心的不是自己的身體，也不是家人的未來，而是脈診的研究會不會後繼無人，於是先把在美國的哥哥拉回來繼續脈診儀器的研發，然後也開始幫我們上中醫脈診課。

當時回臺灣做「看護」時，我的工作內容不是翻身、拍背與餵飯，而是上課、筆記與考試。最初，我覺得就敷衍一下，把他教的筆記背起來就可以應付考試了。沒想到他考的內容都不是硬記死背就能通過的，所以最後這段日子，還是一直聽到他從小對我的評價：「怎麼那麼笨，怎麼不懂舉一反三。」我心裡暗下決心，等他病好了，我還是趕快回韓國好好做我的營養獸醫師，別蹚這「渾水」了，只是我並沒有等到那一天……

在最後那段期間，他一心求死，我一直以為是因為疾病痛苦，沒想到他的答案卻是：「我在這個世界已經不能再做什麼，想趕快去另一個世界造福那邊的人……」

我才意識到，大部分的人在意的都是自己的家小，而爸爸在意的卻是「大家」，他不在意自己的身體、不在意家人的未來，因為在他的心裡，在乎的是世界上的所有人。能不能變得更好、更幸福。當下我被他「救世濟人」的理想感動，熱血沸騰之下告訴他：「這個世界的人，我包了！」請他放心。從那時候開始，我全心全意學習脈診、中醫，也開始閱讀他每一本書，可惜沒有多久後，爸爸就離開了。

當我放下我的驕傲與成見，仔細閱讀爸爸的書時，才發現原來他的研究是如此地科學、嚴謹、而且廣博，我讀了這麼多年生理學卻從來沒想過的生理問題，在他的推敲解說之下，突然豁然開朗。

今年年初因為自己的「毛小孩」病重，我突然很想念爸爸，以前毛孩生病時他都會給我很多指導，而他現在不在了，我只能把他的書、還有當初他幫我上課的筆記都拿出來再複習，從中找到許多有用的內容，讓毛孩的最後一哩路舒緩不少。

這一次重新細讀《氣的樂章》，有更深的體悟。因為爸爸不只是在物理學有很深的造詣，在生物、電機、生理、生化以及中西醫學也都有很廣闊的涉獵。一般人閱讀的時候，會從自己已備的知識和背景來理解與學習，相信大家過了多年後，眼界與知識都更上一層樓，再次重讀新版，一定也會有許多收穫與喜悅。

二十年後的今天，我很想跟爸爸說：「您寫的書真的是經典，而且您對人類的愛真的是『英雄』。對不起，我沒有早點放下我的叛逆劇本，一直到您離開之後才發現這些事實，還好有那麼多懂得欣賞您的讀者朋友們陪著您一起追逐夢想，而且您離開後，還繼續為我們加油！跟您一樣成為『大師』，我這輩子應該是不可能了，但是我們會一直努力下去，把您留給這個世界的『愛』讓更多的人接收到。」

二〇二二年是《氣的樂章》發行出版二十周年，非常感謝大塊文化董事長郝明義以及怡君、青荷一起努力將本書與系列叢書重新整理、編輯，為了讓大家閱讀更便利，也規畫電子版本的發行，讓大家不僅可珍藏紙本系列，也可在手機和電子閱讀器裡讀電子版，便於隨時翻閱查找。

真心感謝大家二十年來對《氣的樂章》系列以及爸爸的支持，邀請您再次閱讀《氣的樂章》、《水的漫舞》、《氣血的旋律》、《氣的大合唱》，也希望大家能健康地陪著我們一起努力，將爸爸改變世界的夢想，繼續延續下去！

二〇二二年八月

二十周年紀念推薦序 ❖

他發現了中醫把脈的科學原理

李嗣涔
臺大榮譽教授

一九八七年，當時國科會主任委員陳履安先生為了推展氣功的科學研究，請當時的副主任委員鄧啟福先生（後來擔任過國立交通大學的校長）邀請學術界約二十位學者一起從事氣功研究。我與當時中央研究院物理研究所的王唯工教授也同時參加，因此與他結緣。我聽說他做的一個大鼓可以讓人產生氣感，特地去他在中研院的辦公室參觀感受一下。他請我坐在椅子上，雙腿夾著大鼓，他拿起鼓槌敲在鼓面，「咚」的一聲，讓我全身震動，產生強烈的氣感。原來氣與身體的震動有關，顯然他是研究「氣」的先行者，於是我開始對他有關「氣」的研究開始產生興趣。

慢慢地我了解到王教授是生物物理方面的專家，專注於血循環的動力研究，他修正現代血循環理論，將血循環與中醫的經絡穴道聯結，進而發展出血循環需要血管、經絡、穴道所形成的共振網路配合，以輸送養分的概念。並將創造出來的新理論應用到中醫脈診的科學解釋，並將中醫精華的經絡與氣統合在一個大科學假說中。二〇〇二年他終於把這個大假說以科普方式寫出第一本書《氣的樂章》，一時洛陽紙貴，造成轟動，一年再刷八次。這是第一本從物理及生理層面去理解中醫「氣」與「經絡」科學本質的著作，理論奠基於血循環所造成血壓的傅立葉頻譜轉換。由於心跳有一基本頻率，根據王教授的理論，它的倍頻相應於不同的經絡產生共振，代表血液對這條經絡的供需，理論合理且簡單易懂，對我們這種學過工程，但是中醫的門外漢特別容易了解。我一向對中醫抱著神祕敬畏的心理，王教授提出的把脈科學原理，讓我窺見到祕密被局部揭開的喜悅。

二〇〇七年到二〇一一年，王教授連出三本書——《水的漫舞》、《氣血的旋律》、《氣的大合唱》。其中《水的漫舞》是他對中醫「溼」的深入理解，發現體內二氧化碳的濃度太高與溼有關。因此他從身體的環保，如何排除體內多餘的二氧化碳所引起的生理及化學反應談起，並且身體力行，用實證的方法來證實他的體內二氧化碳環保及除溼的理論，令人信服。

接下來王教授將血循環不好所導致的疾病詳細分析於《氣血的旋律》、《氣的大合唱》兩本書，比如病毒入侵身體會導致第3(脾經)、第6(膽經)和第9(三焦經)經能量下降而虛弱，並從高頻經絡逐漸向低頻的五臟經絡「心肝脾肺腎」發展。循序漸進，讓人了解外感病毒的侵襲人體發展的順序，可以用適當的中藥形成重重的保護網。

除此之外，王教授也針對特殊慢性病（如高血壓）在中醫邏輯體系下如何了解與施治進行研究，同時深入分析中藥歸經的理論，並提出脈診實驗測試的證據，讓人相信《神農本草經》中所描述中藥歸經的現象確實存在，只是歸經的物理或生理原因還沒有發現。王教授已經辭世，這有待王教授的學生們或其他中醫繼續努力，解開這些謎團。

可以說，王教授花了三十年時間建立了血循環的新理論，並應用來破解中醫把脈及經絡之謎，是兩千年來中醫聖經《黃帝內經》出版以來一項重大的科學突破。我有幸因為氣功的研究認識了王唯工教授，觀察了他數十年在中醫科學化方面的突破，是我此生的幸運，也樂意為他的著作出版滿二十周年新版寫一序言。希望有更多的科學家效法王教授，逐步破解中醫之謎，將中華文化的遺產發揚光大於現代科學的殿堂。

二〇二二年 八月

以科學之心 引領世人領略中醫博大精深之美

沈邑穎 古典針灸派傳人、《經絡解密》作者

很高興有這個機會來跟大家推薦王唯工教授精心撰寫氣的四本書。

王教授第一本書《氣的樂章》提到研習中醫過程中，曾向四位中醫師請益，其中一位正是我的恩師周左宇老師。嫡傳自周老師的古典針灸派，《黃帝內經》、《神農本草經》及《傷寒論》等中醫典籍是我們研讀的重點，運用在日常門診都取得不錯的療效。

中醫是一個早熟且完備的醫學體系，也因此中醫古籍的文字與意涵比較古奧，對於現代的中醫師及有興趣的研習者還有一些難以跨越的「高牆」。感謝受過嚴謹科學教育的王教授以現代的知識和儀器，來呈現中醫核心概念，例如看不見、摸不到的「氣」和「經絡」

等，讓我們得以「翻牆」進入中醫現代化之門。

王教授所著「氣的四部曲」各有特色，同時互有連結，內容非常豐富，僅提出部分內容與中醫結合，跟大家分享。

首部曲《氣的樂章》登場，氣勢磅礴，王教授以其物理學專業，透過現代研究，提出中醫所注重的「氣」是一種「共振」，是血液循環的原動力，這也是王教授的核心理論。

中醫認為氣與血是維持生命的重要物質，自古以來就非常重視氣血的生成與運行，並指出「氣為血帥」，即氣是血液在體內循行的重要推手。當人生病時，常常先出現氣的異常，然後再出現血液問題。氣血共同循環於經脈與血脈中，其狀態也會反映在脈上面，而這正是中醫脈學的重要依據。若要早期診斷出循環疾病，中醫的脈學是一個很好的切入點，王教授也說「脈診是人體狀態的總報告」，運用脈診儀來檢測。

王教授分析近代十大死因多與血液循環惡化有關，而血液循環疾病正好是中醫最擅長治療的疾病。王教授透過對於心臟與心跳的「七問七答」，深入研究心臟以及血液流動，提出一個新的血液循環理論——「共振」原理。認為共振的氣才是解決現代疾病的重點，並將此共振原理用在脈診以上，從而發現十到十二個諧波。

在王教授的系列書籍中，有兩項內容是從頭到尾貫穿的：一是透過脈診儀所發現的諧波，二是透過共振將這些各自獨立的諧波，形成功能組合。其中王教授最常討論者，如三六九諧波組合代表人體從內而外的功能特性，與防禦機能有關，二四六諧波組合是人體從下而上的功能特性，與上中下三焦有關。諧波組合與中醫的整體觀不謀而合。透過這些組合能更深入探討各類內在、外在疾病的發病、診斷與治療方向。

王教授所提出的經絡共振觀，也符合中醫的傳統理論，如從諧波發生的共振順序來看：諧波一～四為五臟，屬於陰性，分別為肝、腎、脾、肺、心（王教授說因為第十一諧波能量太小，未能確定），心包為第〇諧波。此順序與五臟在體內的位置相對應，從下向上發展：

諧波五～十為六腑，屬於陽性，以經絡來討論會比較清楚：

五為胃，六為膽，七為膀胱，可視為足三陽經；

八為大腸，九為三焦，十為小腸，可視為手三陽經。

這六個諧波的順序剛好對應經絡系統中，手足六陽經在人體的分布特性：從人體正面的陽明——側面的少陽——後面的太陽，也就是說六腑諧波的分布是由前面，經過側面，然後到後面，與經絡分布不謀而合，可見中醫的經絡系統是確實可信可用。

中醫的十二經絡系統到底是何物呢?王教授以彈簧模型說明經絡是由動脈、靜脈、器官加上穴道所形成的彈簧共振網。這項看法非常有助於臨床診斷和取穴治療。

王教授應用諧波研究中醫各個領域，如陰陽五行、虛實補瀉、中藥、安慰劑、針灸、穴位、子午流注、死脈，甚至靜坐等，還探討中醫一些深奧的內涵，如《黃帝內經》中最全面的脈診法「三部九候」，也為中醫歷代難解的「三焦」提出建設性的看法。

王教授不僅研究無形的氣血，也研究有形的人體結構，特別重視頸椎和脊椎的復健，還提出許多調整脊椎的方法。王教授認為氣血與結構之間會互相影響，此與中醫對於人體的看法，真是英雄所見略同。中醫觀察人體內在的五臟六腑透過經絡與外在的四肢軀幹相連結，所以「有諸內必形諸外」，內臟與軀體是一體的，這也是中醫整體觀的特色。

二部曲《水的漫舞》是王教授親身經歷的佛心之作。首部曲《氣的樂章》從氣的角度，討論人體營養的輸送，本書則從水與血的角度，討論現代人常見的代謝障礙——水腫。由於二氧化碳殘留在身體組織，與水結合產生酸水，成為身體的毒素，因而百病叢生。

王教授指出貧血的人容易水腫，尤其是女性，這剛好呼應了中醫典籍《金匱要略》中「當歸芍藥散」，正是治療貧血兼水溼停留體內的婦科名方。

該如何排出這些酸水毒素呢？王教授依據能量的食物觀，提出脂肪是較佳的能量來源，因為產生同樣能量，脂肪所生成的二氧化碳，比碳水化合物少百分之二十五。此外也可以透過運動，如有氧舞蹈、氣功等運動來增加氧氣，伸展肢體以用力拉長酸水容易集結的組織，以排出酸水。本書可視為四部曲中的自我保健版。

可以說，《氣的樂章》和《水的漫舞》完成了人體氣與血的合體運作探討。

在三部曲《氣血的旋律》中，王教授進一步說明氣就是在血管及血液中傳送的聲波，此聲波與各器官共振，器官與穴道就是一個個的共鳴箱，成為推動血液進入該器官、該經絡的動力，中國學者祝總驤教授也曾提出中醫經絡是傳送聲波的管道。

書中還應用三六九諧波組合和二四六諧波組合，深入探討病毒感染、高血壓和心血管阻塞等三種常見疾病中，氣血在體內的模式。

最早能辨認病毒感染的脈象為第三的脾、第六的膽、第九的三焦，此三個諧波能量同時變小，代表此三諧波組合與人體具有防禦能力的衛氣密切相關。

書中特別提到，面對病毒感染，身體為了自救，會將血液調回第四的肺和第七的膀胱來保護內臟，尤其是心、肺兩臟。此觀點與中醫的通經理論有相似處，膀胱經分布在人體背面，是全身循行最長，穴位最多的經絡，中醫稱之為「巨陽」或「太陽」，表示陽氣非常充足，與主一身之表的肺，共同串起人體防禦外邪侵襲的第一道防線。這麼厲害的經絡，心肺兩臟當然要出手管理，所以就透過了五門十變法及臟腑通治法這兩種通經法，讓心肺都能與膀胱經相通。

王教授強調膀胱經的重要性，因為膀胱經上的背俞穴是運送血液給交感及副交感神經的轉運站。依據中醫理論，膀胱經在背部循行上分布有五臟六腑的背俞穴，既是臟腑功能的反應區，也是調整臟腑功能的治療區，因此中醫前輩黃民德先生認為膀胱經是內臟健康的樞紐，民俗療法特別喜歡在背部按摩、刮痧、拔罐等，自有其理。

王教授觀察多位高血壓病患都出現第四諧波太小現象，因此推論高血壓屬虛證，主因是肺氣不足，中焦氣不足。此處的中焦是指第四諧波肺。二四六諧波分屬人體的上中下三焦，其中第二的腎為下焦，第四的肺為中焦，第六的膽為上焦，這個見解與傳統中醫不符，但若理解王教授是以全身從頭到腳來區分三焦的概念，就能接受肺為中焦的看法。

因為這樣的認知，王教授以第四諧波為中心，在中焦治療或自我保健時，都建議補肺、補中、練中焦之氣為目標。

個人很喜歡「動脈回流圈」概念，在《氣的樂章》中，王教授指出回流圈是中醫急救穴位所在，如人中、勞宮、湧泉等，在此基礎上，臨床應用會更為顯效。在《氣血的旋律》中，王教授指出體循環大血管系統是如環無端的回圈，這種環狀結構易於維持血壓，但肺循環沒有回圈，只有樹枝狀的分岔，以便將肺泡都浸潤。中醫也強調人體經脈相連如環無端，持續灌注，同時還體現了陰經與陽經之間的陰陽交會。

第四部曲《氣的大合唱》，王教授深入探討在《氣的樂章》中曾提及的三焦以及三部九候。王教授認為三焦有兩種概念：

1、將身體分為上焦、中焦、下焦的「三焦」：血管共振分上中下，即二四六諧波。

王教授發現上中下三焦的長度比為 1：2：3，再分析三部九候的血流，發現也存在這個比率，即到頭、到手、到腳的諧波分別為六、四、二，符合1：2：3或3：2：1。

2、本身為一個系統的「三焦經」：相當於全身的腠理部位，因為有了三焦經，人類才能全身出汗，其諧波為九，和全身的氣有關，與其共振的諧波為三、六，也符合1：2：3比率。

王教授還以三、六、九共振來探討《傷寒論》病情的轉化，肌肉皮膚共振分表、半表半裡、裡，即三六九諧波，因此與衛系統密切相關。

王教授再次總結兩諧波組合：

三、六、九諧波是表與裡的規畫；

二、四、六諧波為上下或進↓出↓用的規畫。

個人淺見，三六九諧波的氣機偏於內外之間的橫向流動，二四六諧波的氣機偏於上下之間的縱向流動。六諧波的膽出現在兩個組合，王教授說「膽經為兩組和弦之共同頻率」，位於氣機流動樞紐的膽，中醫稱之為少陽，屬於春天開始要生長的樹木，具有很強的生命力，膽又為「中正之官，決斷出焉」，「凡十一臟皆取決於膽」，重要性其來有自。

王教授指出了左右脈可以反應同側身體的狀況，這確實是我們臨床上常見情況，也就是說，脈象本身不僅僅在寸關尺的位置去呈現臟腑功能，同時也會反映同側軀體的結構和氣血。

首部曲《氣的樂章》以嚴密的架構介紹氣的共振諧波，本書則將這些研究導入中醫系統，繼續探討中西醫的比較，中醫藥的特色等，作為總結，並指引未來中醫研究的方向。本書以《氣的大合唱》為名，真是實至名歸呀！

王教授所提出的氣血共振的諧波，從此研究中醫的臟腑、經絡、穴道、中藥歸經、五行等內容，還有打破傳統二十八脈的格局，認為「二十八脈相只是九牛一毛」，臨床上確實發現二十八脈並不足以概括臨床的各種病症之所見。人體是千變萬化，反映在寸口脈上的變化也是非常多元，唯有透過仔細的思考、動態、整體性的連結，方能從脈象去收集充足的診治資料。

筆者身為經絡研究者以及臨床中醫師，會從臨床應用角度思考。書中有一些內容有待日後觀察，如梅尼爾氏症，除了內耳的不平衡之外，還有耳朵局部結構異常，以及相關聯經絡一些的阻滯現象等，這些因素都會影響治療效果。還有王教授非常有建設性的見解，如：心氣看脾經，心血看膀胱經等，我們也會在臨床時思考應用。

本系列書非常精彩扎實，囿於篇幅，不能盡述其奧妙，請大家慢慢閱讀，享受氣血的和諧樂章。一般讀者或可先從第二部曲《水的漫舞》入門，跟隨王教授的能量觀，從飲食和運動著手，自我照護。若想逐步掌握王教授的研究思路，建議從第一部曲《氣的樂章》著手，此書內容最為豐富，理解難度也較大，但卻是系列書的敲門磚，後續的三部曲會提供更多的臨床研究與探討，相信讀者會有倒吃甘蔗的喜悅。

身為現代中醫師，我們深深了解，中醫歷經數千年淬鍊，其堅強的的生命力來自能與時並進，跨越時間、空間及人種的高度和廣度，因此成為「經典醫學」。身為中醫繼承人，我們肩負承先啟後的重責，不僅深入中醫之海，鑽研通達中醫理論，並需充分了解及掌握現代科學知識及儀器，將古典和現代知識有機結合，透過臨床應用，反覆驗證與提升，如此方為萬民之福。

感謝王教授帶領我們搭乘科學列車，聆聽氣的樂章，欣賞水的漫舞，以氣血旋律與合唱，共振諧波來穿梭古今，讓隱身體內的氣和經絡得以華麗現身，開拓出一條融合中醫與科學的自我保健與整體醫療的康莊大道。

二〇二二年八月

中醫科學化的實踐之道

黃怡超
衛生福利部中醫藥司司長

中醫歷經數千年臨床實證，歷久彌新，至今也越來越多研究證明中醫藥臨床上的效果。然而流傳數千年的中醫在一些定義或操作上不太明確，無法對應到現代醫學而遭到世人的誤解。也因為定義與操作上的不明確，在傳承上需要多年與經驗豐富的老中醫學習才有可能出師。

王唯工教授感念於此，在一九八八年設計出脈診儀的原型機，並提出了動脈循環共振理論。有別於其他以血液流體力學為主的循環理論，血壓脈波沿著動脈系統以徑向振動的方式向末端傳遞，各器官或血管叢的共振頻率為位於主動脈的共振頻率的整數倍，以達成與心跳的共振，提升傳輸效率，而脈波各諧頻的能量大小正代表著中醫十二經絡循環狀的狀態。在這理論的背後，王教授大膽假設、小心求證，由物理系統模型的試驗，看到脈診科學化的可能性，接下來一連串物理仿體的試驗、動物器官的響應研究，以致嚴謹的數學模型的建立，為整套理論系統打下穩固的根基。王教授提出的「氣血共振理論」開拓中醫研究的新局面，更將中西可以併治的手法以科學理念完全呈現，令人感佩。難得的是王教授的研究成就卓越優異，相關脈的研究成果刊登在許多國際一流學術期刊，包括《Circulation Research》等；另一方面，又能以科普著作，將脈的理論堂奧，向一般讀者介紹。

王教授撰寫的《氣的樂章》迄今發行滿二十周年，本書將血液循環理論做了清楚的說明，並根據研究結果，說明這個理論與中醫、疾病和養身的關係；他找到了一個讓中醫以科學語言溝通的方法，提供一種角度，進而理解中醫，理解「氣」、「經絡」、「陰陽五行」之於人體的意義。

《水的漫舞》則是對中醫「溼」的理解，繼而從身體該如何環保，該如何排除體內多餘的二氧化碳談起，並以實證的方法證實「氣」與「水」是健康的一體兩面，該如何透過正確的飲食和運動，排除的體內二氧化碳。

接下來二書《氣血的旋律》與《氣的大合唱》，更可見王教授分析因血循環不佳而導致的慢性疾病，針對特殊慢性病如高血壓與心血管疾病在中醫的邏輯下是如何了解與診治，也深入分析在各個相關領域裡、臨床上做相關的應用與研究，如中藥歸經、針灸效應、食物歸經、藥理比較、臨床研究等，發表了超過一百五十篇國際期刊論文，反覆地驗證整套循環共振理論，同時也為一些中醫理論提供了科學的解釋與基礎。

王唯工教授的血液循環理論今日由兒女接手推廣，其研發的科學脈診更與日常生活應用結合，實踐在生活中。中西醫學的結合一直是我在崗位上努力推動的政策目標，近年也可見中醫儼然已從另類醫學變成可以與西方醫學互補的整合醫學；而王教授三十多年的心血結晶更驗證了東西應該融合併治的智慧。

藉著《氣的樂章》出版二十周年的紀念與回響，也希望能帶動國人對中醫的進一步理解，一同緬懷王唯工教授在中醫科學化之路上努力發揚光大的精神。並延續王唯工教授實事求是的精神，推廣其脈診科學化的理念，持續為科學中醫深耕，落實科學中醫在生活中的實踐。最終達到全民健康全齡樂活的目的，同時也減輕高齡化社會日益擴張的健保負擔。

二〇二二年八月

自序

對日抗戰時期出生的人，總是「先天不足」、「後天失調」。最近開同學會，不論由中國遷來的、臺灣出生的，都是髮蒼蒼（如果還有髮）、齒牙動搖（如果還有牙）。回想一下兩岸的現代風雲人物，抗戰時出生的人，鳳毛麟角。

戰爭受傷害的，不只是軍人，不只是大人，新生嬰兒也是沉默的受害者。

大學時期一直住在宿舍、吃大鍋飯，身體雖然不好，體重倒也標準。到了美國留學，短短五年多，研究工作不輕鬆，運動卻也沒間斷，但是天天肉排、麵包、甜點、汽水飲料，體重一下子就由六十公斤飆到七十五公斤。回國後飯食習慣未改，一直瘦不下來。於是圓胖的臉、微凸的肚子，就成了商標。

直到我在研究血糖時意外地發現，只要天氣不好、氣壓低、溼度大，所有的人都量到水腫的信號，這與老骨頭颳風下雨會痠痛，似乎不謀而合。

於是決定深入探討這個水腫的成因。思索久了，恍然大悟，這些水是由二氧化碳而來。

這個水腫是不健康的第一步，是由二氧化碳水合後的自由基而來，造成身體酸化。進而細胞間隙擴大，酸水聚集，形成細菌病毒的梁山泊，阻礙氣的流動，而令細胞提早老化、器官退化。在《氣的樂章》書中，已提出不健康的人體內有許多梁山泊，使人生病，但當時還不知梁山泊是如何成形的。

很高興，在四年後找到了答案。有了新的理解，就要提出新的對策。首先我改了自己的飲食。六週之後，就減了五公斤多，都是肚子上的肥肉。體重重回七十公斤以下，BMI也回到二十三。血壓降了，眼睛亮了（老花好了），臉上的油光也不見了，如同先前的預估一樣。比較困擾的是，帶有細菌的酸水會從皮膚像青春痘一樣地冒出來，大都在關節處及大肌肉的下方，奇癢無比，很容易抓破。後來發現，最好用糖尿病用的採血針或針灸用的放血針，在稍微紅腫發癢處刺下，將酸水放出來，再消毒一下，就一切OK！

雖然減肥很快速，身體變健康仍是緩慢的；最好一邊飲食調理，一邊做行氣排酸的運動。古人說「返老還童」，我們雖沒有這個能耐，但是只要飯量仍好，路也走得動，要減緩一些慢性病，「還我健康」的確是可以做得到的。希望大家一起努力。

二〇一〇年二月

目錄

第二章　二氧化碳是毒

第三章　減水腫計畫

第四章　保健的要訣（運動篇）

第五章　保健的要訣（飲食篇）

結語

前言

東西方醫藥學中最大的分歧是「血」與「氣」。

西方文化重形，以解剖為基礎；以看得見的內臟、骨骼、肌肉及血管等可以清晰分析的標的為主，進而對血液的成分、各個器官之大小、各種組織之結構都一一加以了解。東方以中國為代表，重勢，以氣之運行為基礎；強調推動血循環的動力，是比較不著相的，類似物理學的力或場。

若以更簡單的分類來說，可以說西方比較重物質，而東方比較重精神。不著相的東西很難了解，更是難以研究的。克卜勒觀察星體之運行，做了幾十年的紀錄，才得到一些規則，而這些星球之運行是著相的，是物質的位置，可以精確地觀察和測量；但是造成這些星球如此規則地運行的是萬有引力，「力」則是不容易觀察的，一直到牛頓從蘋果的落下悟出萬有引力，才發現重力的道理。

身體則是比星球、比蘋果更為複雜的系統，從巨觀的解剖到微觀的細胞及DNA、RNA、蛋白質等各種分子，就忙不完了，要進一步了解其間之作用力——如萬有引力一樣的較抽象的分析與觀察，更是遙遠。

近年來另類醫學開始流行，各家各派的理論都言之成理，但是比較具體而又有長久歷史的還是行血之「氣」。

本書提供一個與氣直接相關而又容易了解的指標，希望這個指標可以成為中西醫學會師、進而融合的起始點。

氣與水像極了，都與心肺功能有關，而且都在全身各處鼓盪。《易經》中的陰與陽，水是陰，氣是陽；氣不足則水起，水排除則氣至；相互剋制，又相互糾纏。

《氣的樂章》提到氣的運行，主要討論人體如何輸送養分；本書則要從水的角度——即血的運作——來談人體的健康，探討人體如何排除廢料，如何因排廢料功能不佳而造成水腫。氣與水的道理，陰與陽的關係，至此，我們對於自己的身體，才算是有了較完整的認識。

第一章

人體的運作之舞

我健康嗎？
水腫與老化的關係
血循環之再探
能量醫學的觀點

我健康嗎？

「我健康嗎？」這可是許多人的問題，但是答案要怎麼找呢？

你可以到醫院做健康檢查，接受抽血、照X光、超音波、核磁共振，甚至正子掃描等等。西醫定義的健康是由成千上百的標準值建構的；身高有正常範圍，相對的，體重、頭圍、腰圍也有正常範圍，甚至哪根骨頭的長寬高度都有正常的範圍，肝有正常的形狀、肺也有正常的形狀……而這些還是變化比較緩慢的；血液中的成分、電解質、微量元素、各種荷爾等等，則是變化比較快的。如果上述各種指標林林總總都在正常範圍，這下可算是健康了吧！

但是許多人仍會抱怨，雖然一切數值都在正常範圍，可是我總覺得不舒服。健康的人也會不舒服嗎？你可能是交感神經失調、焦慮症……於是一些無法理解的新名詞就被強加在身上。

生在二十一世紀，除了孩童、青少年以外，很少有人自覺是全然健康的，尤其是年過四十以後，不是這兒瘦就是那兒痛，晚上睡不好，白天沒精神。健檢報告與親身的感覺怎會差那麼多？中醫的脈診可以看到身體的病灶，甚至病因，但是氣終究是個玄之又玄的能量，有什麼能讓我們更容易了解、甚至自行測量自我評估的指標嗎？

水腫與老化的關係

常聽人說身體不好的人體質偏酸，慢性病人、癌症病人身體的組織多是酸性的。而大家一再強調的排毒，多是排除農藥、重金屬等等環境汙染的毒素，這些毒素如果累積，一定會造成中毒。可是一些身體衰弱的病人身體變酸，又與這些毒素有何關聯呢?也常聽說自由基——也就是鉀、鈉、氯等身上必須的離子之外一些其他的離子，尤其是活性高的離子，是細胞病變的元兇，到底身體中有哪些有害的自由基，最大量的有害自由基又是什麼離子？而毒素、自由基、體質變酸，和接著要談到的「水腫」，又有什麼關聯？

以心臟衰弱的病人為例。所有心臟衰弱的病人，心臟輸出不足，幾乎都會水腫。依據最權威的《蓋頓生理學》書中的解釋，心臟衰竭病人之水腫是由於下列幾個原因造成：

(1)心臟無法正常運作，將血由靜脈送回動脈，導致靜脈血壓、微血管血壓都隨之上升。

(2)動脈血壓傾向下降，因而降低了泌尿系統排除水與鹽的能力。

(3)流至腎臟的血流減少，導致分泌腎素，腎素促進血液中升壓素之生成，引起腎上腺素分泌 Aldosterone，最後升壓素與 Aldosterone 直接造成腎臟保留更多的水與鹽。由於這些綜合現象，造成心臟衰竭者之水腫現象。其實不只心臟衰竭的病人，只要輕微局部受傷，就會造成局部水腫。

水腫似乎是組織變弱或局部供血不足的共同現象，那麼不論你身上有什麼毒素或什麼疾病，身體虛弱就容易水腫。心臟衰竭是極端的全身供血不足，引起的是全身性的急性水腫，同理，局部的供血不足，就會引起局部的水腫。這種水腫是共通性的，只要哪裡供血不足，哪裡就會水腫。

在正常的老化——也就是沒有外力打傷、外在毒素中毒、外在誘因、情緒、壓力等導致急性老化的情況下，隨著年齡增長、各種機能逐漸退化自然而然地老化，多與這種水腫有著很高的相關性。換句話說，自然老化就像是慢性的心臟衰弱，心血管系統逐漸老化，而分期地走完急性心臟衰竭的過程。

如果能多了解一些局部的水腫——也就是局部自然老化——的原因及發展的規則，對維持健康、促進健康，都將會有極大的幫助。

血循環之再探

現在就一點一點來分析、來推進。氣血兩虛，這是中醫對自然產生的衰弱最常用的描述。氣是什麼？血又是什麼？虛又是什麼？

水腫會發生，一定是水被滯留在組織之中，無法順利帶走而造成的。身上不斷送水到組織來的是血管，血管把水加上溶解其中的營養品如氧氣、各種荷爾蒙、元素等引導至身體各部位。這個分布綿密的血管網以最有效

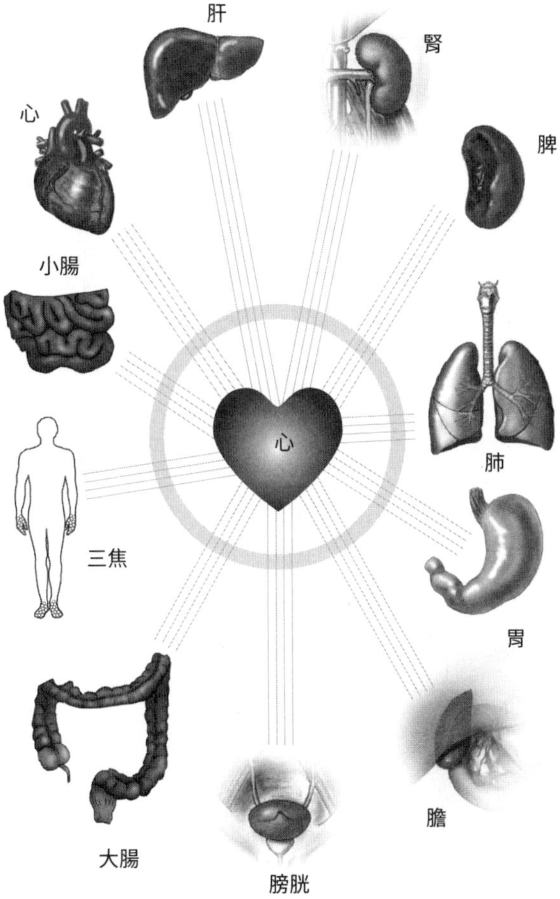

身體中的網子以心臟為中心逐步地展開

的分配方式，將這些充滿營養成分的血送到每一個細胞。

在《氣的樂章》一書中提到心臟只有一點七瓦，以這麼小的能量，將七、八公升的血送到身體的每個組織，這是多麼艱巨的工作，另外也提到了人體如何利用共振的原理，讓循環系統成為最有效率的運輸系統。

動脈是一個架在骨頭上的網子，主幹是脊椎骨，脊椎骨俗稱龍骨，是所有血管及內臟的支撐。而脊椎本身又由兩旁的肌肉拉緊，才能直挺挺地站著。

血管由心臟出來，一分為二，二分為四，愈分愈多分支，經過三十幾次分支，到了微血管是已有三十億（3×10^9）個分支。血管網到了微循環已是一個綿密的網子，散布在身上的每個地方。如果只看血管而把身體其他組織拿掉，血管就像密度大了千百倍的蜘蛛網，以心臟為中心，最後分布到全身的每個地方，共有三十億個分支。

在身體中展開這張大網，可不是件容易的事，心臟要怎麼掛，又不能把心臟定住，因為心臟要不停地跳動。中間的分支也要有足夠的支撐，才不會塌垮下來或互相糾纏在一起。更大的困難是三十億個最終極分支要如何固定在身體之中。現代的電路、鍵盤、太陽能電池，最進步的是折疊式的，可以自由自在地捲起來；身體中的這個網子也是如此精妙，手、腳、腰、頸，都可以打折，可以運動，而且不影響血液的輸送。愈高等的動物，網子中的圈圈愈發達。

這個網子以心臟為中心逐步地展開，先沿著脊椎骨內側器官一個一個接上來看。最先是肺臟，這個風箱負責氧氣的吸入及二氧化碳的呼出，同時由於極柔軟，也可成為心臟的避震器，下面接續是肝臟、膽囊、脾臟、胃、腎、大小腸。

每個內臟的基本組成都是由基因決定的。一九九五年諾貝爾生理及醫學獎三位學者發現，在胚胎發生早期，各種物種的橫切面都被相同基因決定；不論是果蠅、大象、人、老鼠……的頭部、頸部、胸部等等，都是由相同的基因決定的。

這是胚胎發生的橫切面，就像X光斷層掃描一樣，身體一片一片的橫切面，是由基因決定的，而身體的立體圖像，則需把一片一片的剖面圖，用正確的定位連接起來。如同我們在地球上要定位，必須要有經度，也要

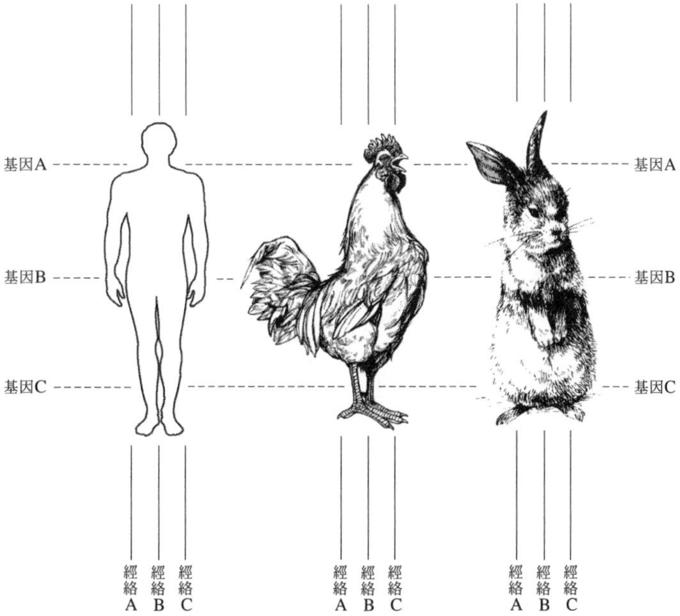

由基因定緯度、經絡定經度，就可以把胚胎、每個器官、每個組織定位得清清楚楚。

有緯度，身體橫切面便是的（橫）緯度。但是如果只有緯度沒有（直）經度，地球還是可以像魔術方塊一樣，可經由一軸之旋轉扭得亂七八糟。

心臟及循環系統在胚胎發育時，是最先成形的。而由於經絡的走向都是縱向，我們因而推測，這些縱向的座標——也就是經線——是由經絡決定的。如此一來，由基因定緯度、經絡定經度，就可以把胚胎、每個器官、每個組織定位得清清楚楚；就像在地球上，有了經緯度，就能找到每一寸位置。

在胚胎發育時，應是基因與供血相互作用而成形的，所有的器官各有其共振頻率，也就容易生長在主動脈上該頻率振幅較大的位置，如此才能接收到足夠的供血，也就是養分。而內臟的成形也受到這個共振特性的規範。結果是人肝、狗肝、牛肝、豬肝，其外型長得大同小異，人腎、狗腎、牛腎、豬腎，外型也長得大同小異。可是肝與腎卻全然不同。不同物種相同的器官，不僅外型相似，其與大動脈相連的位置也相似。這恐怕不容易只靠基因控管。

「氣」與「血」

這個非常複雜又井然有序的大網——以基因為緯，經絡為經——終於組成了。運送在這個網子之中的是血，而推動血前進的就是氣。

這個氣行血，做個簡單的比方，就像交流電一樣，電壓推動電流，電壓在循環中為血壓，而電流在循環中為血流。心臟打出強烈的血流，就像發電機產生電流，經過升主動脈後強烈的血流轉換為升高的血壓。只要網子內的壓力存在，這個網子中任何缺口，都立刻有血液噴出去。

血循環系統還有一個按頻率分配血壓能量的功能，這是交流電系統所沒有的。不同頻率的血壓波與不同器官及經絡共振，就可更有效地將壓力波能量送過去。

在氣功師父的表演場，常常叫你將注意力集中右手食指，專心想個三、五分鐘，再與左手食指相比，居然長了一些。其實這就是血液壓力充滿後的必然現象，男性的勃起是最極端的例子。所有身體的組織只要壓力充滿都會飽滿。所以中醫望診時，常常會看病患臉上有沒有下陷，或有沒有血色，那都是氣到不到得了的表現。

各種氣的感覺

「一切唯心造」，這是佛祖的開示，其實這一句也是科學事實。所有的感覺，眼、耳、鼻、舌、身，哪樣不是依靠「心」——也就是

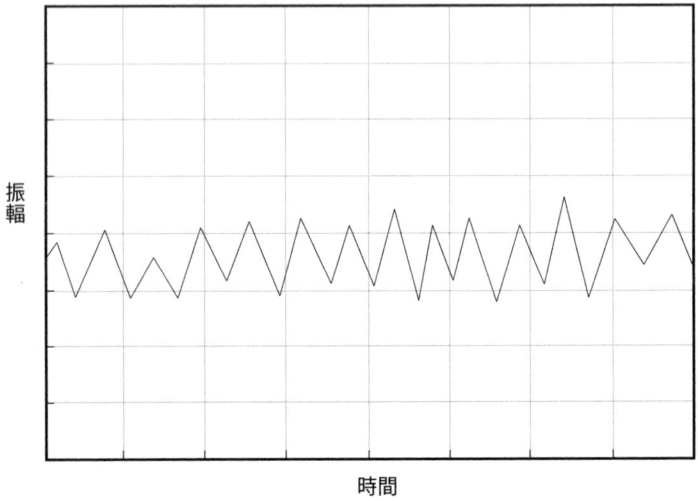

養氣：是一種諧波，會改善循環

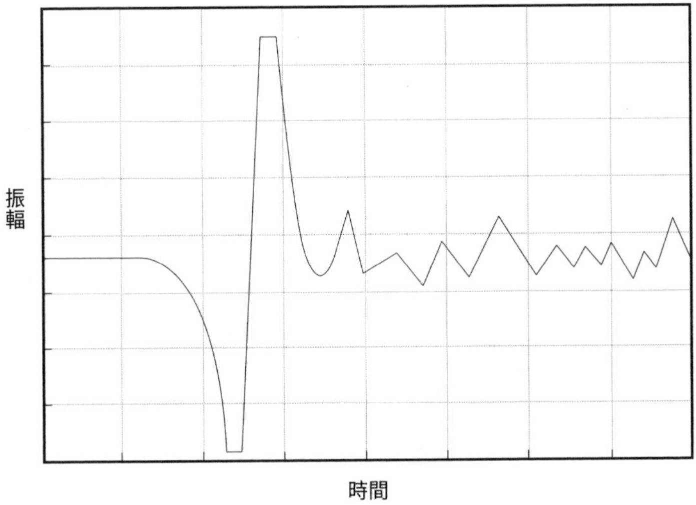

殺氣：是一種震波，會破壞循環

神經系統——去造出來的。所以一些所謂氣感——痠、麻、脹、痛等，也只不過是神經系統在缺血或供血不足時所產生的必然反應。

清朝末年義和團分子去見慈禧太后，這些拳匪號稱有隱身術，他們站在慈禧面前，一發功，慈禧就眼前一黑，而看不見他們了。這讓慈禧信心大增，以為是神兵天降，一定可以打贏那些洋鬼子。怎知，洋鬼子用洋槍，老遠就把這些拳匪打死了。其實慈禧也不是笨蛋，哪有這麼好騙，這個所謂的隱身術不能說是假的，當拳匪發功時，會有一個壓力震波向前發送，站在正前面的慈禧眼睛受此一震，血循環受阻，也就眼前一黑視而不見了。

氣要走得順，骨架要撐好，就像送電的電線桿一樣，要拉直並且電線要掛好。所以脊椎骨是大旗竿，骨盆是基座，肩膀是掛線的支架，都是非常重要的。這些可以很容易就注意到、並且應該加強維護的重點。

這個網子架好了之後，最末端的三十億分支如何固定在身上，這另是一個新問題的開始！當想到這裡，就不禁同時要問，血液又是如何回收到心臟來的？

三十億個分支網的運作

這個網子有這麼多分支是有必要的，因為血液要流到每個細胞。網子

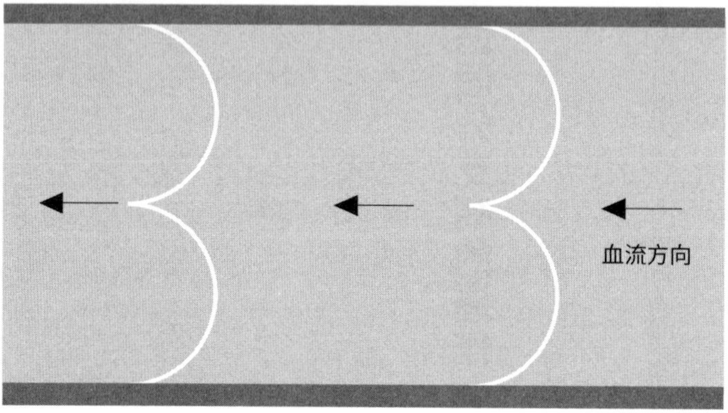

靜脈

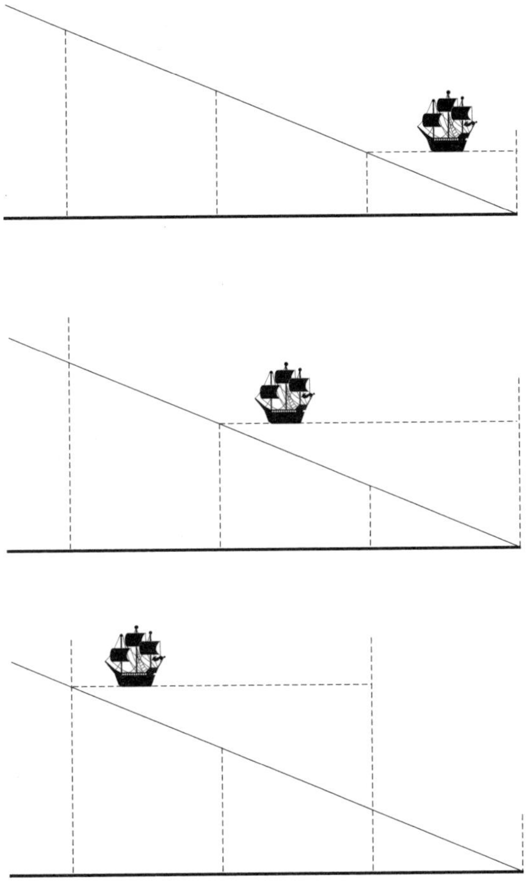

船在運河中由低水位航向高水位

的末端深深地與每個細胞糾纏在一起，你儂我儂，微血管埋在細胞裡，細胞擁抱著微血管。於是氧氣、養分就可以穿過微血管薄薄一層的細胞，再穿過各個細胞的細胞膜進入細胞，提供補給，同時將廢料、廢氣收集起來。細胞與微血管之間，間隔著幾個A°（埃＝10^{40}_{m}）的細胞間隙。

網子的盡頭，又是另一個完全相似的網子的開端。靜脈是動脈的影子，或說是動脈鏡中的影像。三十億個分支從這裡逐漸回縮，最後回到心臟的右心室來。靜脈是廢料廢氣的回收之途，與動脈幾乎是完全對稱的（鏡中之像）。這回收的過程，難免有漏網之魚，那就靠淋巴系統來回收了。

人體中，血液大約百分之七十都在靜脈，只有不到百分之三十的血液是在動脈。血的總容量約為體重的十分之一，所以六十公斤的人，約有大約六公升的血，而其中四點五公升在靜脈淋巴，約一點五公升在動脈之中。這個分配看似效率很低，百分之七十以上的血放在沒有用處的靜脈之中，其實這也是節省能量的作法。

這個網子包含兩組網子，如果加上淋巴就是三組網子，唯一的能源，就是心臟的跳動，心臟只有一點七瓦的功率，要把兩個有三十億分支的網子都推動是很難想像的。

動脈的這個網子是利用共振以達最高效益，但到了靜脈端，能量已消耗殆盡，主要依靠防止回流的瓣膜，其推動回流的動力就依靠靜脈附近肌肉皮膚等等之運動或振動來推動血液，由一個瓣膜回流到下一個瓣膜。就像船在運河中，要由低水位的河面流向高水位面的河面，只能一小段一小段的調整水位，造成局部的水位差。這個設計之下，船不需要動力，只要移動柵欄（瓣膜）即可。但是卻要有很多的水（血）。如果不多存放些血在這裡，靜脈的回流就很容易中斷，心臟如果沒有血液回流進入右心房，那可是死路一條。如要節省血液就必須增加動力，把血液由靜脈壓回來，這樣心臟可能需要十倍的功率。

在節省能量與節省血液的兩難之間，演化選擇了節省能量，由此看來節約能量在演化上是最優先的選擇。

能量醫學的觀點

由能量的立場來看生理學或醫學是一個很有效的途徑，就像分析汽車怎麼能開上路，飛機怎麼能在天上飛，這都是需要能量的。飛機、汽車燒的是油，助燃的是氧，廢氣是水及二氧化碳。一輛車子要順利運作，要有送油的管道、送氧的管道，燃燒的引擎產生能量之後，要送去運轉車輪，並清除產生的廢料，好讓以後繼續注入油、加氧、再燃燒，產生源源不絕的能量。

人體當然是複雜多了，但也簡單多了。

這話怎麼說？人是由低等動物演化來的，自由度比起製造運輸工具可少多了。不論是手、腳或翅膀，都是由肉、骨、毛去做成的，這些看似不同的東西，卻都是由細胞演化的。但是，演化了那麼久還是沒有鐵生成的手、鈦生成的翅膀，由此看人體是簡單多了。但是人的每個細胞都是有生命的單元，同樣要送油、送氧、燃燒、排除廢料，否則就不能生存。而人體又是數以億計的生命單元體細胞組成，這些單元體有相同的基因，卻又特化成不同的功能，如此看來又比機器複雜多了。

循環系統是一組特化的組織，將血液送到細胞來，又將廢料回收，帶到肺及腎去排出去。循環系統本身的能量是由心臟產生的，再由心臟經動脈送到身體各細胞，這在《氣的樂章》已有描述，不再贅述。本書的重點不是氧氣、燃料如何送到細胞，而是燃料燃燒之後廢料如何回收。

人體的排廢料系統

任何一個可以永續不斷的系統，一定要週而復始，一定不能讓廢料堆積。汽車要排廢氣，都市要有收垃圾、排汙水的，否則城市一定停擺。

細胞的廢料處理是如何進行的？就像垃圾回收車、汙水下水道一樣，這可不是都市光鮮亮麗的一面，但卻不可或缺。

細胞將紅血球帶來的氧氣用來氧化葡萄糖或脂肪，生成二氧化碳及水，再由紅血球及血液將二氧化碳帶回去，隨肺呼出，同時將紅血球裝滿氧氣，送到細胞來，如此週而復始，生生不息。

如果是健康的，當然一切都好，但是，如果不是那麼健康呢？

第二章

二氧化碳是毒

人體的下水道系統

酸水的形成

水腫的五個階段

排毒就是排除含二氧化碳的酸水

人體的下水道系統

這一章討論的重點是廢料處理，也就是二氧化碳（CO_2）的運送。氧氣（O_2）會與血紅素上面的鐵原子結合，血紅素由四個蛋白質構成，由於它們的相互合作，所以氧氣與血紅素結合有加乘效果。要嘛，四個氧分子一起上，否則就一起下。這大大提高了氧氣與血紅素的結合能力，也大大提高了紅血球的送氧能力。這些知識在生物學中都教過，但是二氧化碳是如何回收的？知道的人就不多了。

血紅素會與二氧化碳結合嗎？

常識似乎是「氧氣放出後，二氧化碳就取代了氧的位置，與血紅素結合」，然後被紅血球循著靜脈帶回心臟來。真的是如此嗎？二氧化碳是三個原子的分子，比氧分子是兩個原子的分子大得太多了，怎能擠進血紅素並與鐵原子結合呢？大家都聽過一氧化碳（CO）中毒，一年之中臺灣總有十幾起這類意外。一氧化碳也是兩個原子的分子，而碳原子比氧原子小一點點，所以一氧化碳與血紅素中的鐵原子的結合力非常強，甚至比氧氣還強。因此一氧化碳中毒是非常危險的，即使氧氣比一氧化碳多，血紅素還是會滿載一氧化碳而失去攜帶氧氣的能力。如此一來，雖然提供了高濃度氧的空氣供病人呼吸，如果血紅素都被一氧化碳占滿了，氧氣還是無法上車，經由動脈血管送到各種組織去，組織也就因此窒息而死了。

二氧化碳是身體生產能量時所產生的廢氣，就像汽車要有排氣管一樣，身體也要有排氣管。汽車的廢氣一定在引擎的燃燒室中發生，所以只要在引擎處接個管子，引導廢氣到車子後方，排出去，就大功告成了。可是身體有億萬個細胞，就有億萬個引擎，每個細胞都產生廢氣，這該如何是好？

因此身體的排廢氣系統要設計得比較像下水道系統，各家要有分管，逐漸接到大管，再接到主管，這才處理，放流。人體中負責此項任務的是靜脈系統。靜脈系統將細胞中的廢物收集、回流，送回心肺處理後——可不是放流，而是再生，重新注入氧氣及補給品，又回送到數以億計的細胞去。而一個好的排汙水系統，廢料要先經過處理才能送入下水道，以提高效率、減少阻塞。人體也是。

酸水的形成

細胞燃燒後的廢氣二氧化碳，一定要由組織中帶走，這是最高指導原則，否則細胞不能生存。二氧化碳有這麼可怕嗎？**二氧化碳是人體中最大量最普遍的廢氣。排毒！排毒！！排毒！！！最重要的就是要將這個大量產生的廢氣排出體外。**

先反思一下，如果二氧化碳無法由靜脈排出，在組織中會產生什麼後果：

$CO_2+H_2O \rightarrow H_2CO_3$　$H_2CO_3 \rightarrow H^+ + HCO_3^-$

根據以上的化學式，細胞中，尤其是細胞間隙中如有二氧化碳的存在，就會生成氫離子（H^+）與碳酸氫根離子（HCO_3^-）而變酸。

這裡必須介紹一下滲透壓。細胞膜是包圍在細胞外圍的一層膜，有了這個膜，細胞就有了內外之分；細胞內的是組成成分穩定的細胞質，外面的空間就各有不同。一般而言，細胞總是把好東西留在細胞內，而把壞的東西排到細胞外。細胞膜就是這個隔絕體、城牆，而城內是細胞。牆外是細胞外，也就是城外，人進人出車馬無礙，毫無管理。這個細胞膜對小分子，尤其是最多的水分子（H_2O），就像城門開個小口，是自由通透的；但是比較大的分子，多是有用的東西，就不讓它們溜出去了。至於二氧化碳（CO_2）

和氧因可溶解於細胞膜，可從城牆中直接穿牆而過。

在液體中，每個分子都在動，撞到細胞膜的機會均等。水是小分子，一撞上細胞膜就通過了，大分子則會彈回來。如果細胞膜兩邊分子總數一樣多，哪一邊大分子多，就多些分子被彈回來，而水分子多的那一邊的水就會滲些分子到大分子多的那一邊，因此使得大分子多的那一邊因為水分子之增加而分子總密度增加，也就是壓力變大。

二氧化碳（CO_2）與水分子（H_2O）都是可以自由通過細胞膜的，可是一旦變成了氫離子（H^+）與碳酸氫根離子（HCO_3^-），有了電性，就不能穿過城牆了，更因為吸引水分子吸附而變成較大分子又帶電，更不能通過細胞膜的小口了。如此一來，氫離子（H^+）與碳酸氫根離子（HCO_3^-）在哪邊，

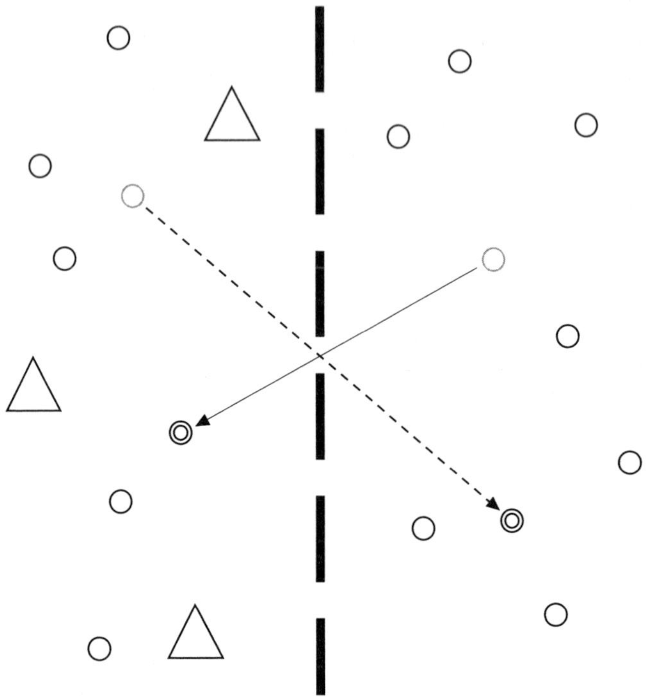

(a)

在小孔之兩邊，有大分子△與小分子○。大分子無法穿通過小孔，而小分子可以自由通過小孔（薄膜）。如圖（a），當左邊的小分子由小孔進入右邊如◎，同時右邊的小分子也由右邊到左邊如◎，因此此小孔（薄膜兩邊的分子數不會改變）。

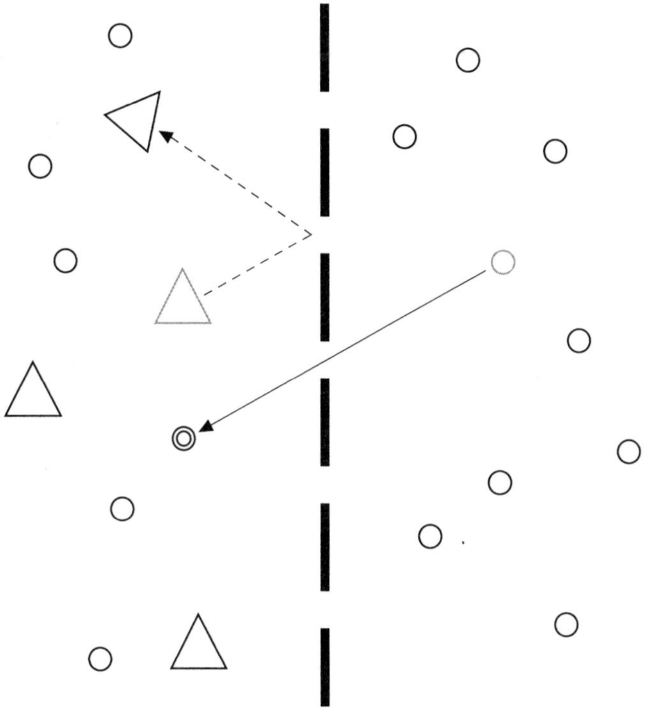

(b)

當左邊之大分子△因不能通過小孔而彈回左邊，而右邊的小分子○卻能通過小孔進入左邊如◎。經過這個過程，則左邊就多了一個小分子。這個過程如果持續進行，則左邊之小分子會愈來愈多，而大分子也沒變少，因此總分子數增加，也就是壓力愈來愈大，直到因為左邊小分子之數目太多，因而通過小孔的數目也增多，雖然大分子被彈回來，但是過多的小分子使得通過小孔由左邊進入右邊的小分子也增多，終於達到左邊到右邊的小分子與右邊到左邊的小分子數目一樣多，而達到平衡。但此時左邊因為總分子數增加，壓力也就變大，如此產生之壓力就叫滲透壓。

哪兒就會吸引更多水分子，而產生積水。

在細胞中有很多蛋白質大分子，加上磷酸鹽（PO_4^{3-}）濃度為細胞外濃度十幾倍以上，酸鹼值（pH）非常穩定。但在細胞外的細胞間隙中，多是纖維、玻尿酸及水泡，碳酸（H_2CO_3）就成為酸鹼變化的主要角色，一旦氫離子（H^+）與碳酸氫根離子（HCO_3^-）在細胞間質的水泡中形成，由於突然大量增加了不能通過細胞膜的成分而破壞了原有的壓力平衡，則水分子就會由微血管及細胞內滲到細胞間質來，而讓其中的水泡長大，同時也變成酸性。

這個變酸而又漲水的現象對身體的功能是有害的，人體演化的過程中就一直選擇出抑制這個現象的各種聰明方法。

水腫的五個階段

不要氫離子（H^+）與碳酸氫根離子（HCO_3^-）在細胞間質中產生，就要壓低二氧化碳（CO_2）在組織中的濃度，並盡快地將它帶走，回到肺臟去，經過呼吸送到身體外面。

二氧化碳（CO_2）在微血管中的濃度與細胞間質中的濃度是平衡的，因為二氧化碳（CO_2）可自由穿過細胞膜。在微血管中有大量的紅血球，紅血球中有大量的血紅素，紅血球為了降低微血管中二氧化碳（CO_2）的濃度，擁有一種酵素，能迅速地把二氧化碳（CO_2）與水（H_2O）結合成碳酸（H_2CO_3）。如此一來，紅血球就可收容大量二氧化碳（CO_2）在紅血球之中，而達到降低微血管中的二氧化碳（CO_2）。但是如果氫離子（H^+）與碳酸氫根離子（HCO_3^-）的濃度太高，而溶解又變酸（碳酸之酸度係數〔pKa〕= 6.3/pH = 5.6），則化學平衡就會把化學反應往「生成二氧化碳與水」的方向推，那麼紅血球就不能再收容更多的二氧化碳（CO_2）了。而為了增加收容二氧化碳（CO_2）的容量，血紅素就演化出大量吸收氫離子（H^+）之功能，將氫離子（H^+）由紅血球的內部吸走，抑制紅血球之酸化，也就抑制了二氧化碳（CO_2）的產生。但是血紅素對氫離子（H^+）的吸收力終有限度，一旦氫離子（H^+）遇到更多的碳酸氫根離子（HCO_3^-）還是會生成二氧化碳（CO_2）的。

於是演化又進一步推出一種幫浦，將身體中很多的氯離子（Cl^-），由紅血球之外，與紅血球之內的碳酸氫根離子（HCO_3^-）交換。大量氯離子（Cl^-）因而集中在紅血球之中，而碳酸氫根離子（HCO_3^-）留在紅血球的外面，跟隨著紅血球一起運送。在二氧化碳（CO_2）送出身體的過程中，跟隨著紅血球運送的碳酸氫根離子（HCO_3^-），是最主要將二氧化碳（CO_2）帶走的方法。而 $HCl \rightarrow H^+ + Cl^-$ 的 pH（酸鹼值）是 1.15，所以紅血球中又可容忍更多氫離子（H^+），而讓紅血球之外的微血管不要酸化，也就可以容忍更多的碳酸氫根離子（HCO_3^-）。

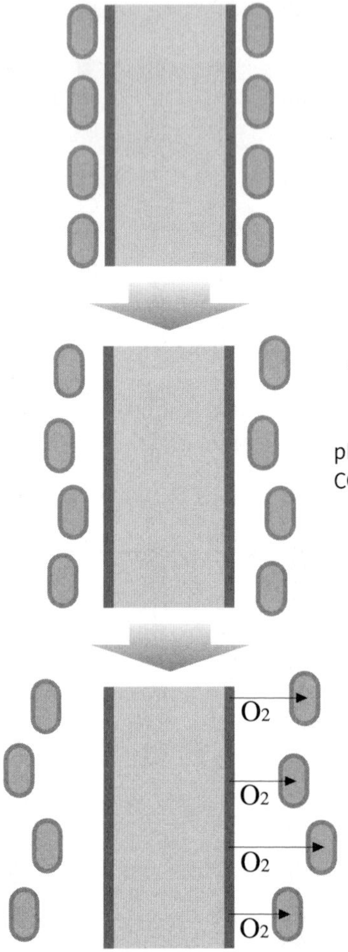

pH ＝ 5.6

$CO_2 + H_2O \leftrightarrow H_2CO_3 \leftrightarrow H^+ + HCO_3^-$

細胞間隙過大，氧氣擴散困難，導致細胞缺氧，造成細胞無氧代謝形成乳酸。

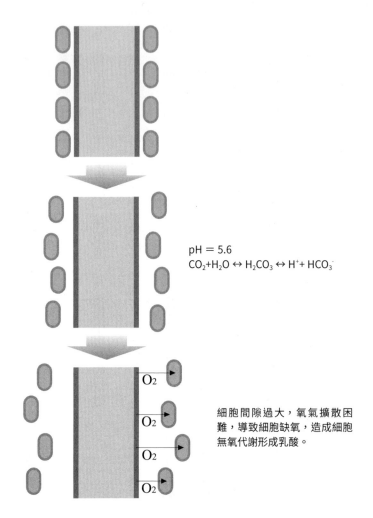

上述的各種巧妙方法，都是為了不讓組織酸化進而水腫，可以了解到身體是多麼努力來阻止這個事件的發生。當然這是演化了幾億年之後，所選出的最佳機制。

但是，如果血流停滯了，紅血球沒有流動，不能經由靜脈回流，這個裝滿鹽酸的小球已經飽和了，又沒有援兵——新的血紅素——前來，二氧化碳（CO_2）終於送不走了，組織就會開始酸化漲水，這是第一階段的水腫，這時組織可能酸到 pKa = 6.3（pH = 5.6）左右。

如果新血仍不來，組織下一階段的能量，就只能依靠無氧代謝了，那就是葡萄糖不再燒成二氧化碳（CO_2）與水（H_2O），而只能變成二分子的乳酸。這些反應是在細胞內發生，而乳酸（pKa = 3.8）將使組織更加酸化到pH＝4左右，同時進入第二階段的水腫。

如果新血仍不來，組織的能量無以為繼，細胞膜的電壓就不能維持而變小了。這時神經細胞就會失去穩定度。所謂的交感神經失調、焦慮、易怒、失眠等等問題都將發生，這是水腫的第三階段。

如果再惡化，細胞膜開始漏液，蛋白質流出，這就是一般所熟悉的水腫了。這是第四階段。如果更惡化，細胞就溶解了，那是第五階段。

俗稱的水腫多已到了第四階段，這時皮膚下都是水液，壓下去就彈不回來。

但是站在保健的立場，防線應該設在第一階段。而我和同事們會發現第一階段的水腫，是一個偶然，也是一個意外。當時我們正在研究如何以非侵入方法測量血糖，結果發現在颱風來襲期間，忽然之間，所有人的數據都亂了，經過一個多月的分析，發現只要天氣一好，一切又恢復正常。大家都聽說過，一刮風下雨，老骨頭就痠痛，這是大家都感覺得到的。凡是受過傷、不健康的地方，只要陰天下雨就會痠痛。

因此，在仔細分析之後發現，只要新血供應不足，組織就會酸化漲水，也就是第一階段的水腫。這可是潮來潮去，來得快，一旦新血到了，去得也急，是完全可逆的。

天氣是大環境，大環境改變時身體也會跟著調整。像四季變化影響人的循環，在冬天天氣冷時，為了保暖，血液就會向內移動，流注內臟骨骼多些，皮膚腠理少些。到了夏天，天氣熱了就皮膚腠理多些，內臟骨骼少些。

這是四季脈的變化，也是按時令進補、作息的根據。

刮風、下雨時氣壓低，溼氣重。換言之，氣壓低是空氣的總量變少了，溼氣重就是空氣中的水蒸氣多了。氣壓低、溼氣重，也就是空氣少了，而其中又混了許多水氣，所以氧氣就更稀少了。大家都知道高山症，到了高山上，因為空氣少了（氣壓低），氧氣密度降低，就會出現各種症狀，甚至腦水腫、肺水腫而死亡，這是急性的氧氣不夠的症狀。

在氧氣不足時，如果身體挺得住，總是呼吸深些，多吸些氧氣進來，紅血球的製造也加速，希望血液中多些紅血球，以增加運送氧氣的能力。運動員的高地訓練就是希望達到這個效果以增加體能。但如果一時反應不及，第一個反應，就是老骨頭痠痛，此時已進入第一階段的水腫。

當有了儀器測量，發現只要把手指的血液以外力阻斷約二十秒鐘，就可明確地量到手指中水的含量顯著增加。同理可以推論，太緊的衣褲、太緊的空間、不好的椅子，甚至經濟艙症候群，可能都與這個現象有關。

中醫中的水腫與水毒

這個由排除二氧化碳能力不足所產生的生理難題，在中醫的典籍中有記載嗎？

《內經》，在〈素問卷十六〉，骨空論水熱穴論第六十一中：

黃帝問曰：少陰，何以主腎？何以主水？歧伯對曰：腎者至陰也，至陰者盛水也，肺者太陰也，少陰者冬脈也，故其本在腎，其末在肺，皆積水也。帝曰：腎何能聚水而生病？歧伯曰：腎者胃之關也，關門不切故聚水也，而從其類也，地氣上者屬於腎而生水液也。

《內經》已知道腎臟是水腫的主要來源，因為肺主皮毛，而可以表現在皮膚之下。

而實用的例子多在《傷寒論》之中，例如《傷寒論．卷三》：

傷寒表不解，心下有水氣，乾嘔發熱而咳或渴或利或噎或小便不利，小腹滿或喘者，小青龍湯主之。

另一個提到由水到病的：

少陰病，二三日不已，至四五日，腹痛、小便不利、四肢沉重、自下利者，此為有水氣。（卷六真武湯症）

其他如《傷寒論．卷四》：

……傷寒十餘日，但結胸無大熱者，此為水結在胸脅也，但頭微汗出者，大陷胸湯主之。

《難經．四十九》：

難曰：「有正經自病，有五邪所傷何以別之。」……其中有「久坐溼地強力入水則傷腎」……何謂五邪，有中風、傷暑、有飲食勞倦、有傷寒、有中溼。丁曰腎應寒主水邪散入五臟為之血液也。

反倒在日本人大塚敬節所著的《皇漢醫藥訣》中找到一些有趣的申述。在第一編《病證學》第四章〈水毒〉：

漢法醫學，有所謂水毒，此狹義之解釋則為喀痰，是非生理的體液之總稱，可為至當。雖然所謂水毒，何因而停滯乎，雖研究發達之西醫尚不能明瞭此理，大抵以排除身體中所發生之老廢物。

「痰之意義」大塚敬節又進一步說明：

古書怪病為痰，此痰即為淡，漢法醫學有所謂水毒之意，此以狹義解釋則為喀痰，就是非生理的體液之總稱，可為至當，又古書稱溼家平生之痰，即為多水毒之人。有皮膚呼吸器，泌尿器及消化管，此種器能，如有略生障礙，而其他之器官，不得十分代償時，其必然之結果，致成水毒之停滯，為理之當然也。

據今之西洋醫報，人體百分之六十到七十為水，其中百分之四點七包含於血液中，百分之五十六點八包含於筋肉中，百分之六點六六包含於皮膚中，而為健康體，則保持此等之調節也。

然則此等之調節，一朝有破壞時，其水分仍留於體內，或與熱結，或與血毒合，或混於食毒，以至停頓於各處，而為水毒之主因，其停滯之部分及病狀有如何之差異，分類如下。

飲亦有水毒之意，在名醫方考，稀者則曰飲，稠者則曰痰，有此兩者之區別，然則痰飲云者，為留飲之意，今見胃下垂症，胃擴張等，謂之胃內飲水，水懸飲為留水於胸下而有引痛者，適與今之溼性肋膜炎及肺炎相當。溢飲今日所謂水腫，在《金匱要略》，則為飲水流行，歸於四肢，當汗出而不汗出，身體疼重，謂之溢飲。支飲，為水停心下，氣息喘滿者，適與氣管支炎及喘息等種種相當，而所謂伏飲，則為水毒潛伏，當觀其他之外證，脈狀，（脈多沉緊）腹證等，而可知其病之所在矣。

田家五行，六月有水，謂之賊水，為不當有也。水毒，即為不可有之賊水，停滯之處，成非生理的體液，此病之原因，有三個機轉，第一、因水毒自身有毒素致起自己之中毒症。第二、浸潤於全身之組織，使減弱其機能，且使組織膨化弛緩，容易細菌之浸入及繁殖。第三、若水毒之停滯及於高度，因物理的作用，致於諸種臟器，起壓迫症狀。故在皇漢醫學，排除水毒有諸種之藥劑，就其見證，以用發汗劑，有時用利尿劑或吐劑及瀉下劑，於此各從其皮膚，泌尿器及消化器，各各排泄之。例如因為皮膚排泄障礙，發為水毒停滯，而成頭痛喘鳴者，當以發汗之麻黃湯治之，又如同樣之症，致起下痢者，當用發汗之葛根湯救之。或因停水於胃內，其毒上衝犯腦，致呈神經衰弱症狀者，則當用苓桂朮甘湯，除去胃內之水毒，症狀即能全治。各從其證，施以適當之方，水毒既得排除，疾病亦即消退，然當臨床之際，其因本於單純之水毒，而為疾患者，殊不多見，最普通者，為與瘀血結合，或與食毒併合，呈為複雜之症狀，故此種治療，亦非簡單之事也。

這是我能找到的中醫古籍中，對水毒描寫最傳神的。

排毒就是排除含二氧化碳的酸水

當細胞間質中有碳酸氫根離子（HCO_3^-）及氫離子（H^+），就會因為滲透壓變化而積水，加大了細胞間質之空間，造成運送氧氣到細胞發生困難，因而細胞被迫進行無氧代謝而產生乳酸。因為乳酸可以自由出入細胞膜，細胞間質中之乳酸含量也隨之上升，此時在細胞間質中之乳酸可解離為氫離子（H^+）與乳酸根，則滲透壓大大增加，將引來更多的水液進入細胞間質，細胞間質就更進一步的酸化，更進一步水腫。此時，細胞間質可達之pH為4上下。這是第二階段的酸化，同時誘發更進一步的水腫。此時如果新鮮血液開始供應，組織仍能在幾分鐘之內由靜脈帶走乳酸，帶走二氧化碳，將酸性的細胞質中和為微鹼性，pH便會回到7.4並消弭水腫。

但如果新血仍不來，則體液繼續變酸，水腫也愈來愈擴大，細胞內的能量（ATP）也供應不繼，鉀納離子的交換也無法進行，細胞膜電壓將愈變愈高，由負九十mV左右，變成負七十mV，甚至高於負七十mV。此時細胞的穩定度就嚴重受損，尤其是神經細胞，這個最需要ATP來維持細胞膜電壓的細胞就會不穩定。所謂交感神經失調、焦慮、失眠等等精神上耗弱的症狀，就容易發生在這種生理狀態之下。風吹草動就心神不寧，杯弓

由 ATP 驅動之主動運輸，將鈉離子（Na^+）由內送到細胞外，將鉀離子（K^+）由外送進細胞內。

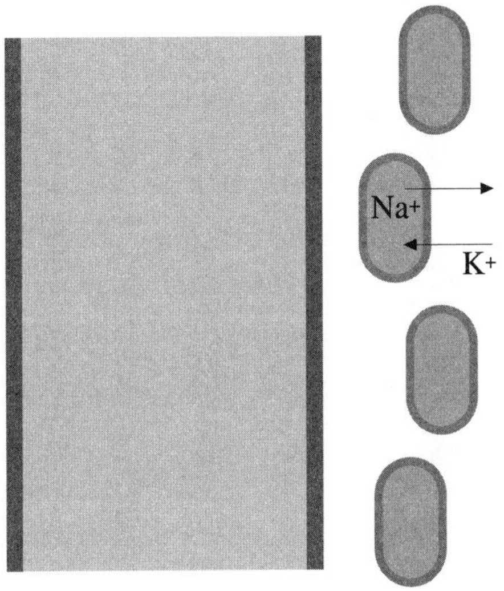

細胞能量不足（ATP）不夠，造成鉀、鈉離子在細胞內外之濃度無法維持，而造成細胞魔電壓差變小，細胞各種功能退化，更造成神經細胞容易衝動，情緒不穩進而失調。

蛇影、疑神疑鬼。而且這種症狀會惡性循環，愈是心神不寧，神經就愈多運作，細胞膜電壓就更不能維持而上升，神經細胞的穩定度就更差。

這種細胞間質的水腫到這個階段為止，都很容易回復，只要血流順暢帶來氧氣，帶走二氧化碳，新的氧氣提供粒線體生成新的ATP，幾個小時後就能天下太平。酸性的水腫由靜脈血管帶走，細胞膜電壓下降並恢復正常的穩定態，人也就神清氣爽、樂觀進取了。

這個階段的水腫最容易發生在腦子，其他如關節、肌肉深部也是最容易積酸水的病灶。因為二氧化碳是很容易在細胞間游走的，而腦子又是二氧化碳產量最高的地方。皮膚是不會產生這種酸水的，酸水到這裡會直接穿過表皮流到空氣中。淺層的腠理也有汗腺可以幫助排酸，就像腎小球一樣，把酸與水一起用出汗的方式排出在外了。

第一、第二、第三階段的水腫都不容易由外表看見，即使全身都發酸了仍不易在皮膚下看到積水。要到了細胞膜漏了，大分子也由一些細胞中漏到細胞間質中間來，又不能由淋巴帶走，這就是大家耳熟能詳的水腫，此時水腫已進入第四階段了。如果更嚴重，細胞就死了而溶解了。長時間的壓迫常會造成橫紋肌溶解，其實不只橫紋肌，什麼細胞到了要死的時候都會溶解的，因而擴大身體內的化外之地，成為宵小活動的天堂。

這個第一、二、三階段的酸化及水腫，是保健最重要的功課，然而現代醫學仍未能注意和察覺，我們則是在研究身體組織的光譜時，意外地發現了這些水腫的現象。

由於二氧化碳是廢料，也是身體產生最大量的毒素，由此假設，來做一些推論。

血紅素是帶走二氧化碳的主要載具，所以貧血的人容易水腫，女性也比較容易水腫，尤其是生理期間，因為女性血紅素平均為12，而男性為14。

排毒是不斷要努力的，而主要要排的毒就是含二氧化碳的酸水。很多胖子，身體腫腫的，號稱喝水也會胖，可能是真的，因為他們在遺傳上可能有些弱點。例如紅血球中催化二氧化碳與水結合的酵素效率不彰，進而將二氧化碳收集凝聚在紅血球中的功能就變差，因而無法與一般人一樣有效地排出二氧化碳。也可能是紅血球細胞膜上的氯離子與碳酸氫根的交換載子（為蛋白質）的效率不如一般人，因而紅血球四周收集凝聚二氧化碳的效率也會變差，便容易變酸水腫。這兩種蛋白質的變異都可能造成遺傳性的水腫肥胖症。

這類水腫是缺氧造成，二氧化碳因而在身體堆積，如不清除則水腫會繼續擴大，造成整塊組織的酸化，進而喪失功能，甚至溶解。水腫更會造成細胞間質空間變大，細胞與細胞、細胞與微血管之間的交通都變得困難，不論營養的交換、廢物的排除，都會逐漸困難。

細胞間質是沒有什麼抵抗力的，如果成了一個大空間，很容易成為細菌或病毒盤據的根據地。由此繁殖、擴散，會造成嚴重的疾病。或是長期盤據此地，成為慢性病，不斷散發毒素，於是器官功能退化，組織酸化發炎，細胞衰弱、突變，進而各種老化的現象疾病，甚至癌症、腦中風……各種更可怕的疾病追隨著，酸化水腫就沿著這個軌跡一步一步地在體內發生。

由此看來，人的老化由這個酸化的過程踏出第一步，要戰勝衰老就要守住這第一道防線。

第三章

減水腫計畫

由新陳代謝了解二氧化炭的來源
脂肪是比碳水化合物更好的能量來源
飽和油和不飽和油的正確食用方式
為什麼要多吃纖維素
健康飲食兩大重點

由新陳代謝了解二氧化炭的來源

所有的營養成分，在身體代謝時，只要是含碳的最終就會變成二氧化碳，如含氫就是變成水。這個氧化的過程與在自然界中的燃燒並沒有兩樣，只是生理上這個過程是緩慢而有秩序的。因為在生理上，我們經由這緩慢而有序的燃燒可以產生最多的ATP，也就是以自由能的形式轉換最少的熱能，這與汽油轉換燃燒駕駛汽車一樣，可能有百分之四十的能量是可以使用之能量，由引擎轉換成汽車的速度動能，而百分之六十的能量就以熱的形式隨著二氧化碳及水等廢氣一起排出去。

生理上，我們生產ATP作為自由能，這個ATP可以自由地轉換來做生理上任何需要能量的工作。所以生成的ATP就像促使汽車往前開的動能一樣是有用的能量，而產生的熱能——二氧化碳及水——就是廢料了，一樣需要排除。其中二氧化碳需要紅血球攜帶，循著靜脈回流到心臟，再由肺臟或腎臟排出體外。

脂肪是比碳水化合物更好的能量來源

身體中常用的燃料有兩大類，一種是碳水化合物註[1]，一種是脂肪註[2]。碳水化合物以葡萄糖為代表；葡萄糖是個六碳六氧、十二氫的環狀化合物，

註

1 亦稱醣類或澱粉類。碳水化合物包括供身體能量之用的葡萄糖，以及可以分解為葡萄糖的物質。複合碳水化合物指的是多醣，主要由澱粉組成，包括穀物、穀類製品、麵粉、含大量澱粉質的蔬菜（如馬鈴薯、番薯）等；簡單碳水化合物分為單、雙醣，包括食糖、蜜糖和果糖等。

2 分為動物性（較多飽和脂肪）和植物性（較多不飽和脂肪）。動物性脂肪來源包括肥肉、魚、全脂牛奶、動物油等；植物性脂肪來源包括植物油、堅果類等。

一個分子的葡萄糖完全代謝後，可產生三十八個ATP，占總能量的百分之六十六，而其餘的百分之三十四就是不能使用的熱了。葡萄糖完全氧化後製造三十八個ATP，同時生成六個二氧化碳，所以每個二氧化碳可以有效產出之ATP為38÷6＝6.3，即每個碳原子燃燒成為二氧化碳，生成約六點三個ATP。

如果是脂肪在身體燃燒，每個碳原子燒成二氧化碳分子可產成約八點四個ATP，占總能量約百分之八十六，熱能占百分之十四。

由以上的計算可以知道，食物中的碳水化合物每產生六點三個ATP，即產生一個二氧化碳；由此可確定，如要減少二氧化碳產量，不要減少產生的有用的ATP，就該多食用脂肪。因為產生同樣的能量，脂肪產生的二氧化碳是碳水化合物的百分之七十五，也就是百分之二十五（四分之一）的減量。

所以為了減少酸化水腫，脂肪是較好的能量來源。

其實使用脂肪還有一個更大的優點。脂肪熱能只占總能量的約百分之十四，而碳水化合物代謝時熱能占百分之三十四，如果再考慮六點三比八點四的ATP產生量，則生成一個ATP，碳水化合物所產生的熱量，可是脂肪的約三倍以上。

這裡得到一個十分意外的結果。

夏天如果怕熱，食物中脂肪的比重就要提高。脂肪不妨提高到四分之一以上（正常飲食之脂肪量約為百分之二十），而可完整提供熱量的碳水化合物（像是：澱粉類、米、麵、糖等）為四分之一以下，其他為纖維（蔬菜、水果，百分之三十以上）、蛋白質（百分之二十以下）。如此一來，自然涼爽。而且皮膚也十分乾爽，因為身體內二氧化碳少了，熱量也少了，汗自然跟著減少。

這個多吃油的推論似乎與常識中要少吃油的概念不相符，但就能量供應的角度來看，卻是不爭的事實。

飽和油和不飽和油的正確食用方式

在飲食的種類中，油一直是人類又愛又恨的食物，經過油料理的食物就非常好吃，但是吃多了又怕引起心血管疾病。

油脂又有三大類：飽和脂肪酸、不飽和脂肪酸和反式脂肪（trans fat，由不飽和轉化為飽和註3）。到底要怎麼選、怎麼吃才好？為了回答這個困

註

3　反式脂肪是由多元不飽和脂肪酸——例如某些植物油，經過氫化反應處理後所得到的脂肪：氫化反應的過程愈大，脂肪就變得愈飽和。生活中常見的合成反式脂肪來源有人造奶油、起酥油，以及由這些油品做出來的食物，包括餅乾、甜點、零食等。

難的問題，我想把二〇〇六年八月十日在《華爾街日報》A9版馬里蘭州營養學會理事瑪麗恩尼格博士寫給編輯之信，內容轉述於下：

雷蒙・索科洛夫對反式脂肪的辯護（〈「油」，「油」，「油」〉編輯頁，七月二十七日）遺漏了很多重點。反式脂肪作為植物的膨鬆油是比較便宜，也的確延長了經過它處理的食物之存放期。但是許多科學的證據不斷地證明，反式脂肪造成一大堆健康問題，減少人們的壽命，對健康造成重大損害。

反式脂肪會抑制細胞膜的功能、干擾酵素系統（這個酵素系統是用來消除致癌物質、清除毒素的），並抑制胰島素的受體（造成第二型糖尿病）、降低賀爾蒙的生成（導致不孕症），最悲慘的是反式脂肪在孕婦體內易引起新生兒重量不足，阻礙視覺及神經的發展，更會降低母乳中油脂的含量，抑制由孕婦餵食子女的學習能力，特別是在有壓力的情況下。

索科洛夫先生詭辯反式脂肪與其他油脂一樣讓我們肥胖，但是最近在唯科森林大學的研究卻發現反式脂肪比其他油類更會令人肥胖，況且當食物以反式脂肪煎炸後，更多的油存留在原食物之中。以反式脂肪煎炸的食物，比動物飽和油、羊脂或豬油，都更加油膩。

食品工業為了理直氣壯地使用反式脂肪，就宣稱如果用天然的飽和油來代替反式脂肪，會增加膽固醇，而導致心臟病。這個假定是完全錯誤的。在反式脂肪引進食品工業之前，美國人食用大量的飽和油，如牛油、豬油、羊脂、椰子油和棕櫚油，但是心肌梗塞的疾病是很少聽到的。今天，一些食用飽和油最多的歐洲國家（法國、瑞士、荷蘭、冰島、比利時、芬蘭和奧地利），心臟病的比例都是最低的，反而是最少食用飽和油的國家（烏克蘭、馬其頓、克羅埃西亞、摩爾多瓦、亞塞拜然、塔吉克與喬治亞），有最高的心臟病發生率。飽和油中的植物油，提供許多營養成分來保護心臟。最近一些研究發現，飽和油實際上能幫助恢復硬化的血管。

索科洛夫先生認為我們會繼續食用煎炸的食品，也繼續為了食用油、部分氫化的植物油（反式脂肪）煎炸食品而付出昂貴的代價，這個看法是正確的。而液態的不飽和植物油，不是一個好的替代品，它們在加熱後會產生危險的腐臭，難以下嚥。比較適切的作法應是回頭使用穩定、健康的飽和油，例如棕櫚油、椰子油，牛油、羊脂、豬油來處理，或煎炸食物。

由恩尼格博士的文章，已可看出一些線索。這三種油中反式脂肪是最不好的。而不飽和油似乎是比較好的，因為膽固醇較低；但是不飽和油不耐高溫，一旦用來煎炸，不僅產生異味，難以下嚥，也可能產生轉化作用，而變成反式脂肪。所以高溫處理食物，並不合適用不飽和植物油。

在細胞燃燒時，第一優先是碳水化合物，第二優先是飽和油，第三才是不飽和油。配合恩尼格博士的卓見，做以下的建議：

少吃碳水化合物。

一天之中，飽和與不飽和油都需要食用，但如何分配呢？飽和油用來做高溫的料理，不飽和油用來做涼拌沙拉、蘸醬、冷盤等不需要高溫的料理。而這三種食物，碳水化合物、飽和油和不飽和油的總量，不要超過自己需要的總量。

細胞用完了碳水化合物，就會先用飽和油。而食用的飽和油加上不飽和油，才足夠一天的燃料用量。所以只要油品中有兩、三成以上是不飽和油，那麼每天吃進來的飽和油幾乎都燒光了，不會沉積在身體內。所以真正的要點還是不能吃過多，這個分配法只是給了更大的安全空間。註4

註

4 燃燒脂肪時，一定要用到代謝碳水化合物的中間物，所以一定要吃碳水化合物，脂肪才能燃燒。有名的阿金氏（Atkins）減肥法，主張完全不吃澱粉，以阻止脂肪的燃燒，結果產生高血酮症，同時身體只好燃燒蛋白質，造成肌肉萎縮、肝腎衰竭。此減肥法後來修正為最多只能嚴格執行約兩週，兩週之後則以少吃碳水化合物為訴求。

為什麼要多吃纖維素

生物能量的應用，仍依循物理與化學反應，這是生物化學經過多年的研究以來最重要的結論之一。日常用的能源，有煤與石油兩大類；煤是由碳水化合物脫水而來，多由植物產生；而石油是由脂肪轉化而來，多由動物產生。活的動物在燃燒產生能量時，先燒碳水化合物，後燒脂肪；而儲存時，先存脂肪。如果碳水化合物太多了，也是轉化成脂肪再儲存的。

而葉類植物的主成分是纖維素，也是碳水化合物；動物儲存的多是脂肪。因為身體本身無法消化纖維素，所以葉類植物就成了最好的食物填充料，可以用來塞飽肚子。

營養過剩可能是現代疾病的主要成因。在人類演化的過程中，大多數的時代都吃不飽，就像獅子一樣，打到獵物飽餐一頓之後，接下來可能挨餓三天，所以身體就學會了儲存營養以備不時之需。這個無時無刻都在儲存脂肪的機制，本是生存競爭中的優勢，而今天卻成了最大的殺手。

如果把生物能量與營養儲存兩個機制一起考慮。我們最重要的課題就是不要吃太多。麥當勞、肯德基、漢堡王……不是罪魁禍首，貪吃才是真正的元兇。這些速食店應標示每種食物的總熱量，碳水化合物是幾克、脂肪是幾克。現代人一定要會計算這些食物所含的能量，脂肪一克是九大卡，碳水化合物是四大卡。一天的總攝取量看身材大小，總在兩千至三千大卡之間。如果覺得不飽，就多吃腸胃的過客——纖維素——來當填充物。纖維素不論是可溶或不可溶，對身體都只有好處少有壞處。

在攝取的總熱量（不是吃下的總熱量，每個人腸胃的吸收能力不同，此處所說的是吸收的總熱量）方面，以不超過上限的條件下，四分之一以上的油、四分之一以下的碳水化合物，是比較健康的比例。這與日常生活中使用的能源是同樣的觀念，煤是能量比較低的燃料，產生二氧化碳較多，油是能量比較高的燃料，而產生的二氧化碳也較少。所以油與油氣是比較好的能量來源。

纖維素是食物中最好的填充料，脂肪是較好的能量來源。由此可知純化的糖製品是非常不好的食物，因為全是碳水化合物，完全沒有纖維素。沒有去渣的果汁比較好些，因為除了糖水還有纖維素與其他維生素、礦物質，但是這些維生素與礦物質可能因為久置空氣之中，已被破壞或氧化失去效用了，這還沒考慮製作過程中的汙染問題和防腐用的添加料。新鮮水果，尤其是少甜的水果，就是碳水化合物的最佳來源了，纖維素、維生素、礦物質都多。牙齒不好的人，則可以改喝現榨含渣的新鮮果汁。

蔬菜也有相似的效果，而且糖分更少，是最佳的纖維素來源。中國人吃法多是煮過或炒過來吃，雖然破壞了一些活性的分子，但單就纖維素來說，這可是增加食用纖維素分量的最好方法。尤其是以飽和油快炒，將大量菜葉體積縮小，纖維素與油一起吃，又好吃又健康。

健康飲食兩大重點

在考慮飲食時，有兩個大原則：一、不要熱量過多，這一定會召來肥胖，進而引起各種現代文明病，糖尿病、腦中風、癌症等等；二、減少體內二氧化碳的生成，也就是減少毒素的產生。其他只要飲食均衡也就能遠離醫生。依照以上兩個原則，仍可享受美食，不論年齡有多大。

最差的食物是含碳酸氣的糖水，大部分市售的汽水、飲料，都是這類產品，小孩子喝多了保證變成圓滾滾、全身酸性水腫、白白胖胖的小胖子，又怕熱又沒有體力。整天躲在冷氣房裡，什麼正事都不想做，也沒有力氣做。次不健康的食物是糖果，這類純糖的製品都是最不划算的碳水化合物，一下子就占滿了碳水化合物的理想配合量，但卻不能提供任何其他方面的營養素。其實蛋糕、精製西點這些高糖低筋製品也比糖果好不了多少。

印度人、猶太人這兩個古老的文明常吃沒發酵的麵餅，作為他們的主食，這也是有智慧的。猶太人、印度人多像愛因斯坦一樣，瘦瘦乾乾的沒有水腫，眼睛炯炯有神，雖然不高大，但精力充沛，而且長壽。這與他們的主食可能有些關係，沒有發酵的麵餅會是主要原因嗎？

發酵過的麵，就營養的立場來說，應是比較多樣性的，細菌發酵後，可以產生更多的維生素等細菌自行製造的許多營養素（放發粉的麵食就沒有這種功效，也沒有這個優點），但是同時也會放出二氧化碳，這些二氧化碳也就是麵包會變鬆變軟的的原因。一旦經過發酵並大量產生二氧化碳，食物中可以吸收二氧化碳的元素就已被消耗了。這些食物不僅不能為身體減少二氧化碳，反而因為二氧化碳之飽和而增加二氧化碳的負擔。

一個比較持平的看法是，如果營養不足，例如在古老的中國，細菌發酵過的麵食，可以增加營養成分，因為吃的本來就不夠，二氧化碳根本不是問題；但是如果已經營養過剩了，還是學學印度人、猶太人的智慧，多吃沒發酵的麵食，為體內的二氧化碳減量吧！

第四章

保健的要訣（運動篇）

酸水集中處

協助身體排除二氧化碳的方法

酸水集中處

老人們常說腳上有溼氣，所以容易香港腳。香港腳是黴菌感染，與溼氣有什麼關係？

這種在細胞間質生成的酸水，也就是溼氣的主要來源，是會流動的。感冒或是鼻子不好的人，如果側左邊睡，則左邊（下）鼻孔會塞住，而右邊（上）鼻孔會暢通（當然這是比較輕的鼻塞，否則兩側鼻孔皆不通了）；

健康之微血管與周遭之細胞，以及細胞與細胞中間之細胞間隙非常小，只有幾個A°，細胞間隙中有玻尿酸等成分。

因為滲透壓增加造成細胞間隙擴大，使得微血管與細胞之間的間隙變大，進而使得氧氣與營養成分由微血管擴散到細胞更為困難，而降低細胞的活性。

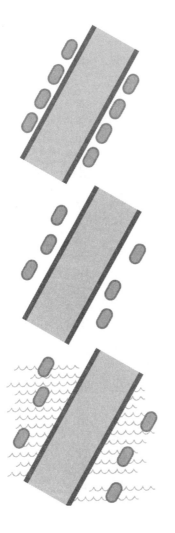

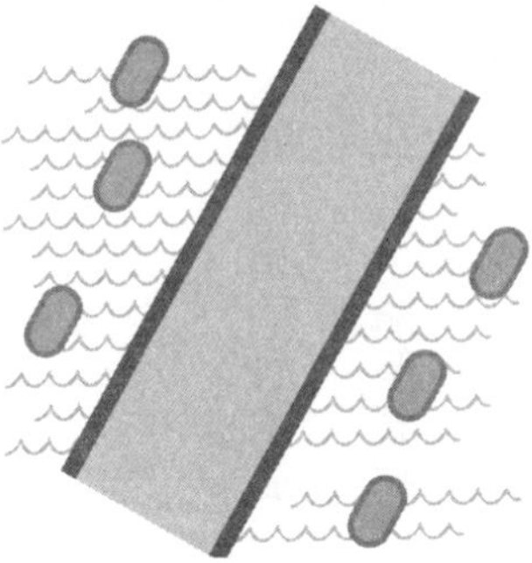

當酸水在細胞間隙中更為擴大，則此酸水就不再受到毛細管的拘束，而產生自由流動，流到比較低而鬆散的空間去，造成某部分開始積水。

如果轉成右側睡，那麼右側鼻孔不通，變成左側鼻孔暢通了。這就是細胞間質中酸水流動的結果。

身上所有氣血不順暢的位置，一定有酸水堆積，這些堆積的酸水並沒有阻隔，都是細胞外的空間，幾乎是完全相連。在健康的部位這個間隙是很小的，表面張力會將液體或膠體吸住，就像一個細管子中的水不會因為地心引力而流出是一樣的道理；但在不健康的部位，這個空隙變大了，甚至住了外來病源，就會在身體內流動。而腳——尤其是腳趾，剛好是身體的最下端，各地的酸水最後都流到這裡來集合，也就成了酸水的集中地，難怪成為黴菌滋長的溫床。

在身體之中，酸水產生最大量的部位是腦子，因為腦子正常時只使用葡萄糖。這也是自然設計的，腦子中有各式各樣的傳導物質，負責各神經細胞間之溝通，以及各種精密的計算，一旦混進了許多相似分子進來，就能產生各種假信號，製造錯誤的計算結果，根本擾亂了整個大腦的運作。這可是指揮中心，錯亂一定天下大亂。為了避免這種可能性，腦子與血之間有一個嚴格的管制站，所有可疑分子一律不准進入，為了避免不良分子混進來，腦子也就只好用葡萄糖了。葡萄糖比脂肪多產生百分之三十三的二氧化碳、三倍的熱量，因而腦子產生的二氧化碳與熱量都是最多的，因為腦子只能用比較沒有效益的葡萄糖。這些二氧化碳如不及時排除，就立刻變成酸水。

頭部——尤其是腦子，是最容易水腫的器官之一，高山症、受傷……

腦子就漲水。即使不受傷，腦子也容易漲水，這些水的排除還得依靠頸子。頸部為了左右上下的活動自由度，頸椎是不容易打直的，但肌肉的垂直排列卻提供了很多垂直的細胞間隙，讓頭上的酸水可以順流而下。這裡也長了許多淋巴結加強幫忙收集酸水或異物，以維持健康。但是一旦頸子歪了，其影響就是新血上不來，酸水排不去，可是要出大事的；重則高血壓、腦中風、老人痴呆，輕則交感神經失調、失眠、焦慮、健忘……

好好保養頸部是現代人最重要的日常功課。頭腦長在身體的最上面，一則散熱容易，一則好排廢水往下流。由此看來，想以倒立來增加腦子血循環的人，可是緣木求魚了。

在身體中，下一個集水區就是下腹腔，這裡剛好也是膀胱與生殖系統所在的位置，所有腹腔產生的酸水，都會集中在此地，如果沒有阻隔，這些酸水應該順流而下到腳去，甚至由腳趾排出體外。腳會臭、有異味的人有福了，表示你的腳有能力將這些廢物排出去。如果排出不順或排出的能力不足，就容易長細菌成了香港腳。在上肢，手也有相似的功能，酸水會變成手汗排出體外，因而會有富貴手。在人的下腹腔有一段向前彎曲的脊椎及尾椎，如果不收腹提臀（翹屁股），這段向前彎曲的脊椎就會盛滿了腹腔順流而下的酸水。掌管膀胱直腸、生殖系統以及下肢的神經節及神經，都浸泡在酸水之中，功能一定大減，造成大小便、性功能、下肢障礙，甚至攝護腺肥大、痔瘡等，不一而足。此外，下體的確比較不乾淨，容易收集酸水長溼氣，溼疹、皮膚病都容易發生。

前述提到收腹提臀，其實還有一個更大的好處，收腹提臀，命門就容易鬆，因而心臟也會更強。奧運金牌得主紀政女士認為，所有好的田徑選手屁股一定要肌肉結實，應該也是經過許多觀察之後得到的結論。

這些酸水不會在皮膚表面，因為二氧化碳可以穿皮而出。也不會留在腠理——也就是汗腺所在的那一層肉，因為可經由汗排出。酸水最容易留在肌肉深層及關節之中。這裡離體表很遠，所產生的二氧化碳一定要由靜脈帶走。一旦循環不順氣不到，新血不來，舊血送不走，就在肌肉中、關節中產生酸水堆積，尤其是關節中的滑囊及四周韌帶，於是五十肩等等各種肌肉疼痛就會發生。

身上的二氧化碳如果排不出去，就堆積在細胞間隙之中，如果堆積更多就會以油的方式把這些酸水包起來，與身體重要器官隔絕，必定妨害功能。如此一來，就像卡奴一樣，本金欠了一大筆，還要生利息，於是利上加利，這種高利貸一定會壓垮身體。

如果實行接下來要介紹的二氧化碳減量計畫，就像日常生活支出，本來是每月三萬元，這下子減少了三分之一，只要兩萬元就夠了（因為二氧化碳及廢熱的排除都是正常人最基本的日常支出）。這下子每月多出一萬元，可以多還一萬元，而二氧化碳及廢熱減量，還相當於利息也降了大半。這下子，利息降了大半，又多出一萬元可以還錢，這個因為二氧化碳累積而失去的健康，就像卡債一樣可以很快地還清了。

協助身體排除二氧化碳的方法

增加氧氣的運動

氣與水是一體的兩面，身體中氣生則水止，水生則氣止。氣是送氧的，水是二氧化碳造成的。要健康，就要增加氣、排除水。

有氧舞蹈、氣功，大多是重覆輕鬆而簡單的動作，都是增加氣的，也就是增加氧氣的。為什麼輕鬆而簡單的動作會增加氧氣？就拿香功來做例子，香功很像有氧舞蹈，但算是氣功，而且是內功類的，因為沒有用意志去行氣；只要用意念運氣，就會引動三焦經的氣，而使氣在體表運行，就成了外功。

香功的動作非常簡單，初級功都是手臂的上下左右搖擺，輕鬆簡單也不費力氣。其實重點就在不用力氣，所有有氧的運動，最重要的就是不用大力，沒有快速大動作。只要用力，只要有加速，肌肉就需要強力收縮，就要使用大量ATP；為了補充ATP，細胞必須燃燒更多的碳水化合物、更多的油脂來維持運動。運動會促進血液循環，也能促進心肺功能，這是人人皆知的，但是運動也會消耗ATP，增加氧氣的消耗，增加廢氣二氧化碳以及廢熱的產生。氣功或有氧的益處，就是利用心肺功能和血液循環增加（氧氣在血中增加）補充肌肉收縮消耗ATP時所需要的氧氣。所以氣功之優劣，短期來看，就是身體所增加的氧氣大於身體所消耗的廢氣。長期來看，可能還會增進內臟功能。

就這個觀點來看，香功是很好的有氧氣功，手臂的搖擺帶動胸部及肩部的肌肉，人體的這些肌肉剛好是與肺臟、心臟都有關的，促進這些肌肉的健康，因而也改善了心肺功能。但是不論做什麼有氧氣功，一定要在空氣好、乾淨而氧氣又多的地方做。吸進來好空氣，才能增加身體的氧氣，更能排除肺中濁氣（平時呼吸僅使用肺容量之二分之一左右，用力深呼吸才能使用八、九成的肺容量，因此肺中常有呆滯空間，不常使用）。而香功以手臂的搖擺來誘導不同位置的肌肉，活化擴張肺臟，能增加肺活量，改善肺臟的呆滯空間，因此不僅運動時增加身體的氧氣，運動後仍能繼續增加身體的氧氣。而雙臂輕鬆的搖擺不必消耗多少ATP。這筆帳算起來，氧氣賺得多，用得少，可是一本三利的高檔有氧氣功。

氣功可以增加身體的含氧量，大家一定已經了然於心。氧氣多的地方，二氧化碳就容易帶走，所以就不易水腫。（對於「氣」進一步的了解請參看《氣的樂章》一書。）

但是已經積水而水腫的部分要怎麼辦呢？那就要做排酸水的運動。

排酸水運動——伸展運動

其實所有的有氧氣功，都有排酸水的功能，因為氣生則水止，紅血球能將氧氣帶來，就一定能把二氧化碳帶走，進而消弭水腫。

但是身體中如果有些位置長久缺氧，已集結大量酸水，三朝二日的有氧氣功無法一下子把水腫帶走。評估好的排水運動，與評估有氧運動相似，能消耗最少的ATP而排走最多的酸水，就是最好的運動。

前面曾經說明過，酸水主要在內肌肉深層，或骨節、筋腱之中。這些地方是身體比較內層的部位，也是最重要的支撐結構，一旦這些重要部位酸化水腫，必定降低這些重要結構的功能，產生例如肩膀骨骼移位、骨盤變形、脊椎不正等問題。如此一來整個骨架都將垮下來，經絡血管掛在這垮下來的骨架上，怎能好好共振、輸送血液呢？要導正這些鬆垮的骨骼，就要強化支撐它們的肌肉，以及連結肌肉與骨骼、骨骼與骨骼的筋腱。

酸水總是聚集在這些組織的中心處，要請酸水出來，就要用力拉長這些組織，而把深藏在其中的酸水擠出來，所以要盡可能伸展，用力伸展再停下來，在最大伸展狀態定位。於是酸水受到擠壓，就慢慢移動，向壓力小的地方──也就是組織的表面──流過去。伸展、定位、再放鬆，就像扭毛巾一樣，讓酸水流出來，新血就進得去，於是氧氣就進來，一些殘餘的酸水也就化為二氧化碳而被紅血球帶走了。這種盡量伸展然後鎖住的動作，只有伸展時消耗ＡＴＰ，鎖住定位，是不消耗能量的，但卻是排酸最有效的運動。

所有伸展——盡量伸展，然後停止鎖住的動作，都有消水的功效，而針對全身各部位做有系統的排酸去水，就數瑜伽是最完整的了。

其實太極拳也有相同的動作——「大開大展練到精」，要你手腳伸長，盡量地伸長。以及「運勁如抽絲」，也是要你手腳充滿掤勁，慢慢地伸長。太極拳是練氣、去水兩者皆顧，應是最完備的運動，只是門檻太高，還包含了技擊的部分，沒有三、五年的苦練，是很難登堂奧的。忙碌的現代人，還是做做香功、練練瑜伽，即輕鬆又實惠。

特別需要提醒的是，這個減水腫計畫會隨著酸水的減少而不再減輕體重，此後，在食物的選擇上可以比較放鬆，但是在卡路里總量上更要減少。因為酸水沒有，腸胃的吸收力特強，一定更要吃少些，否則仍會發胖。

糾正姿勢的運動

有氧氣功、排水瑜伽，做一分鐘，有一分鐘功效，但是一天之中能做上一、兩個小時就已經很不容易了，那麼其他十四、十五個小時醒著的時間呢？如果一個小時打氣排毒，其他十五個小時都因不正確的姿勢阻氣、長酸水，又怎會健康呢？

提供各位三個簡單的糾正姿勢動作：

(1) 如果是背前後駝

可以面對牆壁，腳尖離壁十公分，向下彎膝蓋，並收腹把屁股向後翹，胸部向前靠牆，收下顎。每次定個三十秒。再將膝蓋打直，此時維持上身不動，如此姿勢一定正確，背不駝屁股又翹。習慣了以後，只要膝蓋一彎，胸口向前，收下頷，然後膝蓋打直上身不動，不必面壁，也能隨時糾正姿勢的。

(2) 如果是脊椎左右不正，也就是左右S型

可以做左右伸展動作，將一手盡量上伸，伸到不能再伸了，仍強再努力向上，一定要將肩膀拉鬆，並將脊椎向另一邊推擠，多做幾次後，再換手做此動作，不僅導正左右彎，對五十肩也有很大幫助。要訣是一定要努力向上拉，拉到肩胛骨向上鬆開。

(3) 如果是坐骨神經痛、膝蓋痠

可以一腳放在高一公尺左右的桌子上，或任何支撐物之之上，另一腳直立，身體先求打直。如打直已無困難，則將上身向掛著的那隻腳壓過去，盡量地壓，並鎖在最低位置，每次十數秒鐘，或更久。換腳再做，如果一

公尺已可輕鬆適應，則可提高五到十公分，努力再做。這個動作可以糾正骨盤部位的骨胳，對腰部以下的排酸去水都有幫助。

要氣旺，骨架就要中正，肌肉就要放鬆，這是所有氣功師父都一再叮嚀的。其實心情放鬆是更重要的。腦子是酸水最大生產地，ATP的最大消費地，心情放鬆，腦子就不會亂想，就不會消耗ATP，心中放下，臉上千百條肌肉才能放鬆，於是這個身體中最大的麻煩——腦，就被您擺平了。身心平和，健康快樂！

第五章

保健的要訣（飲食篇）

早期診斷、並可自我檢測的健康標準

飲食的四大原則

多吃油，皮膚就不油

蛋白質是最不好的熱量來源

食物分配的革新理論

早期診斷、並可自我檢測的健康標準

保健，就是要在身體各種可修復、可轉換的狀態中去找到最佳狀態，並經常保持在此狀態。

本書開宗明義即提出：「我健康嗎？」這是每個人一直在問的問題。一定要能找到一個很明確、能夠操作的定義，才能為「什麼是健康？」「什麼是最佳狀態？」做一個清楚的界定。

在這裡不用西醫成千上萬的標準值來為健康下定義。那些標準值一方面太多、太雜，另一方面總是要到健康拉警報了，才有較高的診斷力。我們身體的健康狀態，因個人的老化、耗損，是日漸退化的，等到有一天檢查出了癌症，得了腦中風、心臟病，已經太晚。有錢難買「早知道」，「早知道」這個食物不健康、「早知道」這種飲料不能吃……終究已經不可挽回了。

正常的人都該活到一百二十歲，這才是天年。要活得快活、活得自在，聊乘化以歸盡，健康享天年，才是人生的最高境界。

有了水腫這個早期健康退化的指標，可以時時規畫自己的生活、飲食、作息。有了回饋的訊息就可以不斷地學習如何生活，走在健康之路上，不斷精進。

保健是很個體化的，就像中醫所說各人體質不同。西醫現在也提倡個人化的醫藥，希望由每個人基因的特質來設定個人化的最佳治療。但這裡提出一個共同化的指標，它可以成為大家追蹤自己健康狀態的工具，並且不會因為人種、性別、年齡而有所不同。

根據這個精神，提出一些淺顯易學、不會有副作用、不會走火入魔、可以無師自通的對人類共同有用的知識。

飲食的四大原則

飲食不要過量

吃什麼不是問題，吃多了才是大問題。幾億年來的演化，人類已能適應短期的飢餓，吃不夠飽不會生病，但是吃撐了一定生病。一定要注意自己飲食的總熱量。

如何讓自己的飲食不過量，在這裡提出兩個要點：

(1) 每個單位小些：

日本人在這方面特別聰明，一個盤子，只裝兩小片生魚，一個碗只裝兩片小黃瓜，加上誇張的裝飾，看來豐富，分量卻很少，吃了七、八盤，也沒有幾卡。心中卻覺得已經吃了七、八碗了。

(2) 卡路里密度低些：

食物中每單位體積中的卡數低一點。卡路里密度最低的食物是蔬菜，尤其是葉類的，其次是少含糖分的水果。這兩種食物是可以盡量多吃的，因為熱量的密度很低。重點是如何讓它好吃。聰明的建議是以飽和油來熱炒青菜，並加入各種開胃佐料，這種蔬菜好吃、耐餓又有油脂，有多重的好處。而水果也可加些芝麻、堅果粒、橄欖油、蘸醬，讓它更豐盛、好吃。同時增加了不飽和油脂，可以耐餓。

所有的食物都盡量配合纖維素，這種只有好處、沒有任何壞處的食物，可以用來降低卡路里的密度。

絕對不吃完剩菜

這是家庭主婦、主夫的壞習慣。其實剩一口、剩半盤，都不要吃，丟了合算，否則只有等著去減肥，減一公斤肉要花十萬元。

提高飲食的品味

寧可提高飲食的品味，不要增加飲食的分量。人窮吃少點，正好省錢，我就常常以此自娛自嘲。有錢更不要吃多，顯得自己不高貴。什麼美味食品都可以吃，金玉良言是「細嚼慢嚥，淺嘗即止」。

大碗喝酒、大塊吃肉，固然過癮，那總是年少的輕狂，也是少年人才能有的豪氣，因為年輕，有本錢揮霍。有教養的您要多學法國人，尤其是法國女人，吃得少、吃得好、吃得巧、吃得妙。

熱在每個細胞產生，而血液就是散熱劑，將熱能由細胞帶到體表，由表皮發散，也可經由肺部空氣將廢熱吐出。如果仍不足以將熱排出，則以出汗的方式，將熱汗排出體表，並以汗之蒸發來冷卻皮膚。

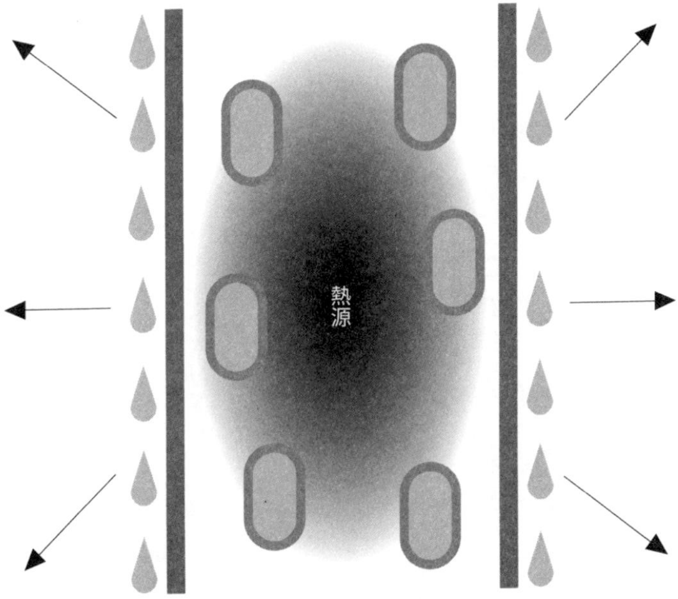

如果氣溫比體溫高，則體溫只能由汗或水之揮發來帶走，如果仍來不及，就會產生發燒。一定要大量喝水。如果水喝不夠或來不及，就可能體溫升高，進而熱死人。

減少二氧化碳（廢氣）的產生

減少二氧化碳，也就是減少不需要的熱量的產生。尤其在亞熱帶的臺灣，特別在夏天。

身體為了抗熱，氣溫上升一度所花的能量，約為對抗氣溫降低一度的三倍；所以熱死的人很多，冷死的人則少多了。而二氧化碳更是全身各處都生產的，只要還活著就要用能量，為了供應能量，就會產生二氧化碳及熱。既然不能避免二氧化碳這個毒素的產生，只能用減量的策略。以下幾點尤其需要特別注意：

(1)不喝含碳酸類的甜飲料。這是雪上加霜。碳酸類的甜飲料是最糟糕的食物。

(2)不吃加了大量精製糖的食品。這是卡路里密度最高的碳水化合物。

(3)食物分類中，多吃脂肪，少吃碳水化合物——尤其是精製的碳水化合物，例如蛋糕、西點、麵包等低筋麵粉加發粉類食物，或精製白米。

多吃脂肪是增加體力非常有效的策略。以脂肪與碳水化合物燃燒做比較，脂肪所產生之二氧化碳，減量約百分之三十，一下子身體就乾爽輕鬆，各種小毛病都能在兩週內明顯改善，因為體力可用來救援各種生理需要，而不是排毒——送走二氧化碳及散熱。

在實施這個二氧化碳減量計畫時，第一要控制飲食總熱量。蔬菜以牛油、椰子油、豬油等飽和油熱炒為主要充飢的元素，再加上一些佐料，如各種醬、咖哩、小魚干、柴魚、豆豉甚至雞汁等，或其他調味料，會變得非常好吃。但是不需熱炒的食物，如沙拉、涼拌、蘸醬等，就要使用如橄欖油、蔬菜油、麻油等不飽和油。用不飽和油炸、煎、烤、熱炒都是最不好的，有可能會產生反式脂肪，這是所有油脂中最危險、含有致命毒素的。多吃堅果也很好，可以作為不飽和油的補充。不甜的水果可以不計熱量，但其他飲料、零食、加到菜中的油、甜湯、甜的水果，都要像主食一樣估算一下。**多吃一分油脂，就要減三分米飯或兩分麵**。

為確保正確地執行二氧化碳減量計畫，要每天量血壓，也要量體重。

（如果本來就膽固醇過高，則少吃含膽固醇的油，並請追蹤膽固醇——尤其是低密度膽固醇——在血中含量。）如果執行確實，在一個月內，心舒壓或心縮壓都會明顯下降，或 10 mmHg 或 20 mmHg，因人而異。體重在半個月內會少半公斤以上，尤其是肚圍大的人。但如果血壓不降反升，第一個要考慮的是飲食攝取總量是否超過了。可能是你的吸收力太好，也可能是你估算食物熱量錯了，還可能是你偷吃了甜食，多喝了汽水。如果都不是，而心縮或心舒血壓又明顯上升 20 mmHg，體重也不見減輕，你只好放棄這個計畫，恢復你原來的飲食習慣吧！

多吃油，皮膚就不油

在順利地改變了飲食之後，不僅皮膚上的汗變少，油也變少了。尤其是油，有點光滑乾燥的感覺，大約三天就會發生。此時不妨擦點保養品，這個時候保養品很容易吸收。因為維持基本的新陳代謝——也就是製造足夠的ＡＴＰ——以排除產生的廢熱、廢氣（二氧化碳等）所需的體能，可節省百分之二十到三十。此時本身的自癒力就更能發揮了，一些慢性病會逐漸變輕，而身上潛藏的一些病灶，因為有了多餘的自癒力就會加速治療，一些細菌的根據地會像大小青春痘似的逐漸被排到身體外面來，一個個冒出來，位置大多在以往不健康或受過傷的所在。尤其是手腳的關節處，會長小水泡，不必害怕，可用消毒過的針刺破，將酸水擠出來。視力會變好，眼睛看的東西都亮了起來，可能是因為眼球水晶體中的酸水變少了。腳汗、手汗、腳上溼氣都明顯減輕。

如果二氧化碳排不出去，細胞間隙就會酸化，進而水腫，此時汗腺會像腎臟一樣，開始協助排酸。皮膚排酸最有效的方法，是直接將氫離子（H^+）排出去，但因為電性的平衡，身體總是將氯離子（Cl^-）與氫離子（H^+）以鹽酸（HCl）的形式排出體外，而鹽酸（HCl）是強酸，pH值可達1，會傷害組織，所以身體就將氨（NH_3，這個也是廢料）一起與鹽酸 HCl 排出，NH_3（氨）＋ HCl（鹽酸）→ NH_4Cl（氯化銨），這就成了酸汗的主要成分。這個分子一旦到了皮膚表面，立刻反方向作用，$NH_4Cl \rightarrow NH_3+HCl$，於是 NH_3 就揮發走了。

體質酸者，其汗也臭。這個像廁所的味道主要由氨而來；留在皮膚上的鹽酸，豈不是仍會燒傷皮膚。於是身體又發展一層保護措施，就是多分泌油，在皮膚上塗上一層油，就不怕酸燒了。鹽酸也會慢慢揮發，這是酸汗的另一種臭味。

這裡又出現了一個有趣的生理現象：愈少吃碳水化合物，多吃油，皮膚就不油。簡化來看，好像是多吃油，皮膚就不油，而且汗也不臭。其實也不是完全不臭，因為汗中總有些營養，如果皮膚上有寄生的細菌，多少還是會臭，只是這種臭比較複雜、變化也多，不只是氨和鹽酸而已。倒是不油是真的。

後頸、緊鄰的後背及臉是身上油比較多的位置，因為腦子是酸水產生最多的地方，而頭上酸水排放主要由後腦勺經過脖子，到後背去。常聽說打哈欠是因為缺氧，但是如果缺氧，深呼吸才是正途。事實上打哈欠應是為了伸展，伸展後腦勺及後脖子的肌肉。這有什麼好處呢?用腦過度時，也總想用力抓抓後頸部，這又是為了什麼呢?這與打哈欠有異曲同工之妙，都是為了加速頭上酸水的舒解。中暑或熱壞了，總是在上背部、頸部按摩刮痧，也是同樣的道理。

多吃油，皮膚就少油。不僅在皮膚正確，對頭皮也有相同效應。治療落髮、甚至禿頭的廣告，總是宣傳他們的產品可以控制頭皮的油。由這個減水腫的飲食控制計畫可能就可以達到相同的效果。目前尚未在禿頭的人身上嘗試，但是自我測試時，落髮真的少了，髮色似乎也更黑些，頭髮上的油及油餿味也同時不見了。因為頭皮不油了，呼吸空氣、吸收營養都能順暢，而毛囊也能避免酸水的傷害，對頭髮保養會有一定的效果。

多吃油，就可以將皮膚從油性變成平衡的中性膚質，不需昂貴的化妝品，也不需要高貴、祕而不宣的補品。當然同時要記得少吃碳水化合物。

蛋白質是最不好的熱量來源

至於蛋白質呢？說了這麼久好像把食物中的蛋白質給忘了，其實是故意放到最後來談的。

蛋白質在吸收時是分解成氨基酸然後才被腸胃吸收，氨基酸是蛋白質的基本元素，有二十種，有的氨基酸在這個組織多些，有些在那個組織多些。在吸收了氨基酸之後，哪裡需要製造蛋白質就送到哪裡去，每種蛋白質就像撲克牌一樣，同花的十三張牌都要，可是每樣也只要一張；但吃進來的氨基酸像發牌一樣，很難一有十三張，就做成同花大順，運氣好些二十張牌中可選十三張來，運氣不好可能要三十張。

身體在運作時，多少要消耗一些蛋白質，目前科學家的估計，每天消耗的蛋白質——也就是這些撲克牌，大約需要二十克至三十克。為了順利補充這些消耗的蛋白質，大約需要吃進六十克至七十五克的蛋白質——當然這是成人的狀況，成長中的小孩要吃多些，以長大、長高。

60 g − 20 g=40 g，這多出來的四十克是沒有用來做蛋白質的氨基酸，就會拿來做燃料。所以蛋白質主要是用來拆解成氨基酸，然後用來補充體內的蛋白質，作為燃料可以說是廢物利用。

一般而言，每日用的ATP只有百分之十左右是由蛋白質來的。氨基酸有二十種，在製造ATP時先將氨基去掉，才能加入碳水化合物的代謝機器，製造ATP。二十種氨基酸各有些許不同，因而在加入碳水化合物的代謝功能之前，也要做不同的修整，主要是要把氨基拿掉。總括來說，氨基酸每生成一個二氧化碳只能產生五個ATP，這比碳水化合物的六點三個ATP更低，因為把氨基拿掉要用掉ATP。其實燃燒氨基酸，除了二氧化碳之外還會產生氨，這是另一個毒素，需要由血液送到肝臟去與二氧化碳結合變成尿素，再由血送到腎臟過濾出來，由小便排走。這比起燃燒油脂或是碳水化合物，只有二氧化碳是廢氣，由血液送到肺臟就能排出身體，可麻煩多了。

氨基酸不只產生的ATP最少，而產生的廢熱卻最多，大約是油脂的五至六倍、碳水化合物的兩倍，而排除的廢物需要勞動肝、腎，又需要大量水去稀釋，以免濃度過高，傷害組織，因此讓小便量增加。

由此看來燃燒氨基酸來製造ATP是最不智的選擇，它會增加肝腎的負擔，使身體燥熱，小便變多。

其實身體是很聰明的，在燃燒的選擇上，以最容易取得的碳水化合物為第一優先，一旦碳水化合物吃多了，所有ATP都由碳水化合物先燃燒，如果還有多餘，則一部分直接儲存，大部分會轉化為脂肪。所以只要吃多了就會變胖，也是身體不健康的主因。一旦吃多了，隨便是什麼形式的食物，身體大多轉化為脂肪來儲存。

如果希望多燃燒脂肪，就一定要少吃碳水化合物，尤其是純化過的碳水化合物。

食物分配的革新理論

目前流行的健康營養聖典，為了執行排水塑身計畫，必須做些更改。因為蔬菜、不甜的水果的卡路里密度低，又配合油脂一起食用，容易有飽足感，耐餓，而實際吃入肚中的卡數並不多，以此為主要食物很容易控制食慾，不知不覺就降低了食用卡數之總量。而油脂類可用來當作主要燃料的來源，減少二氧化碳及氨等毒素。尤其在夏天，更可使身心涼快，

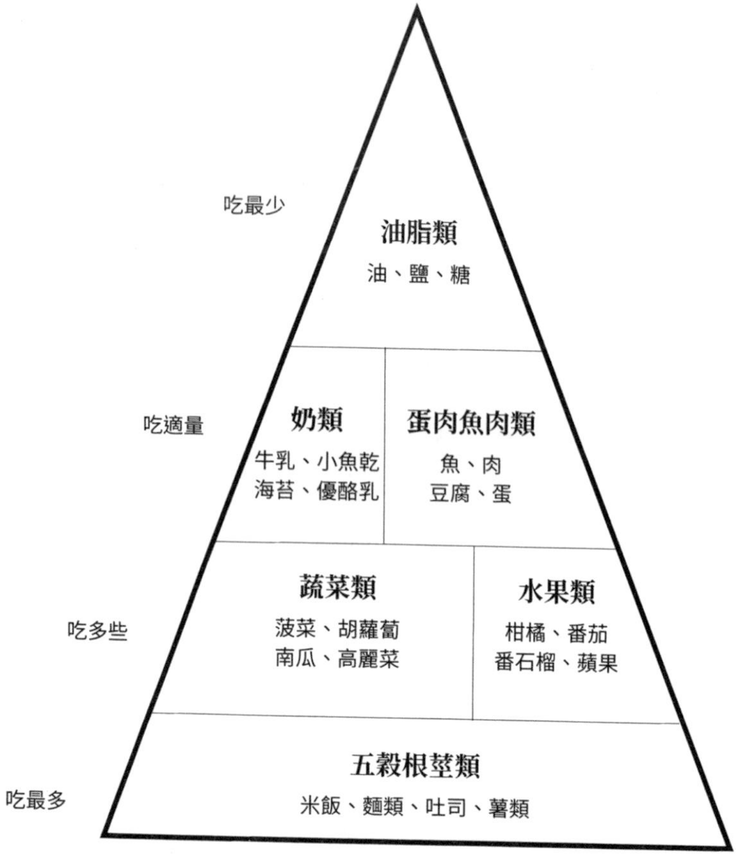

資料料來源：行政院衛生署網站／健康營養聖典

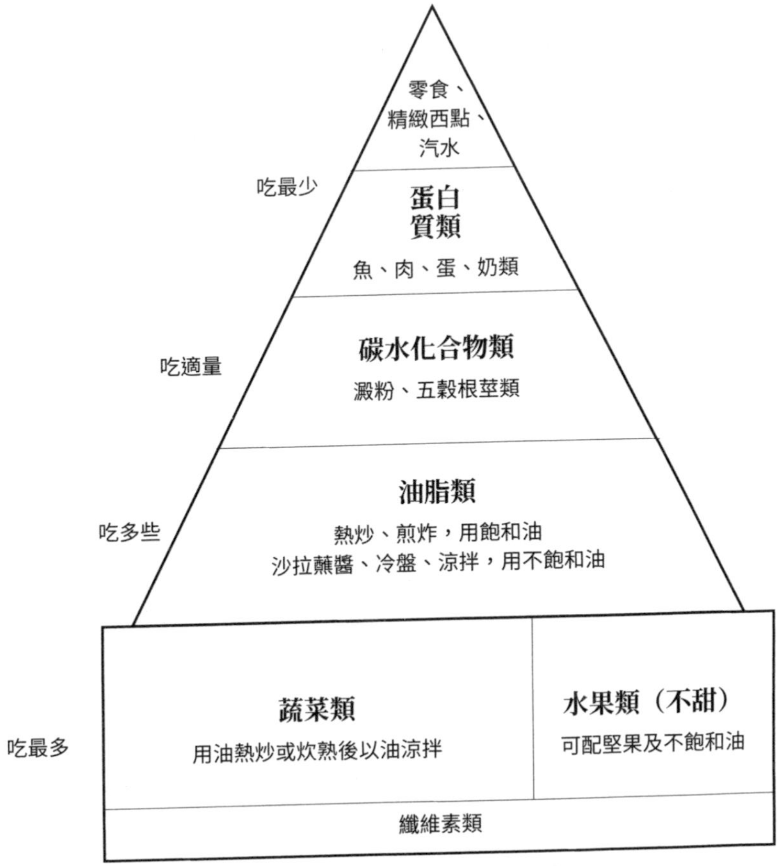
零食、
精緻西點、
汽水
吃最少
蛋白
質類
魚、肉、蛋、奶類
吃適量
碳水化合物類
澱粉、五穀根莖類
吃多些
油脂類
熱炒、煎炸，用飽和油
沙拉蘸醬、冷盤、涼拌，用不飽和油
吃最多
蔬菜類
用油熱炒或炊熟後以油涼拌
水果類（不甜）
可配堅果及不飽和油
纖維素類

我們的建議（排水塑身食典）

皮膚清爽。

三不五時喝些小酒也是很好的，但請少喝啤酒等充滿二氧化碳的酒。啤酒肚是大家耳熟能詳的，但鮮少聽到紅酒肚、白酒肚、威士忌肚。

其實吃太多鹽也是引發水腫的另一個可能原因。大家都知道要少吃鹽，可是又吃很多藥，西藥多是含鈉或氯的鹽，藥吃多了等於鹽吃多了，這也是不可不留意的。

澱粉及蛋白質是否可同時吃？

當我完成了這個消水腫塑身食典，赫然發現這與西方經常推崇的地中海地區食譜有很高的相似性。這個地區的人少有心血管病，最近也發現這種食譜可以減少或延遲老年癡呆症，甚至緩解癲癇症。而此食譜主要為蔬菜、水果、橄欖油，配合少量的肉及魚。

先搜尋一下目前已有的理論，在食物的理論中，「減肥」最熱門，接下來是「去酸性體質」、「排毒」、「消除自由基」等等。

食物的理論在一百多年前就有人提出：要消化碳水化合物，尤其是澱粉類的長鏈需要在鹼性環境。而分解蛋白質則需要酸性環境。在消化道中口腔是第一站，唾液在此分泌，唾液是鹼性的，主要的功能是分解澱粉，例如米飯、麵、玉米等澱粉成分高的食物，所以細細地咀嚼，對這些食物的消化是很有幫助的。唾液中也有一些分解蛋白質的能力，但與胃液相較就微不足道了。

胃是個狹長而大容量的器官，上面自賁門由食道引進食物，與胃液混合。胃部的平滑肌會按照胃的功能，將食物混合，慢慢地由幽門將食物送到小腸去，到了小腸才是營養品吸收真正的開始。此時胰臟分泌的消化酶，以及小腸本身含有大量消化酶的小腸液，才是功能最高的消化液。所有口腔及胃中沒有充分分解的澱粉或蛋白質，都在此充分分解。而脂肪也由肝臟分泌的膽汁打散為小顆粒，變成水溶性，以利消化吸收。這個長度約六公尺的小腸將營養素沿途吸收。由於小腸的吸收能力很強，很多營養專家常常忽略了每個人在各種營養素的吸收能力上，其實還是有差別的。

在食物的建議上，因為澱粉、醣類的分解適合鹼性環境，而蛋白質的分解則適合酸性環境，所以許多專家都主張不要同時吃澱粉及蛋白質，認為這會延長食物在胃中的停留時間，甚至引起澱粉發酵。這個現象在大量同時食用糖及蛋白質時，可能真的會發生；甜豆漿、甜的起士蛋糕，如果一下子吞下了很多（不在口中多停留一下）常會使胃部冒酸，而產生不適。但在一般情形下，許多食物一起混著吃，尤其多咀嚼一下，就不該是大問題。

食物的酸鹼性是重點嗎？

食物的酸鹼性則是另一個討論已久的問題。蔬菜是鹼性，肉類是酸性，這幾乎是人人皆知的常識。但是多吃肉類，血液真的會變酸嗎？這個問題卻一直沒被認真回答過，也沒有實驗直接證明。一些鹼性食物的廣告總是訴說哪些食物是鹼性，哪些食物是酸性，但究竟是如何判別呢？我找了很久僅能找到的證據是由這些食物的灰分（ash）酸鹼性來推論，也就是食物經過高溫燃燒後所剩下的成分，含有無機物與礦物質。而所謂酸性食物與鹼性食物似乎皆由推論而來，大部分灰分多由大便排出體外了。

倒是酸性身體可能對健康的傷害，的確提出了許多合理的警訊：例如消化不良、胃腸不適、水腫、口氣不佳（口臭）、耳朵感染、經常喉炎、頭髮乾或油、青春痘、狹心症、痔瘡、盜汗、內分泌失調、呼吸不順、各種腫痛、經痛、肛癢、紅眼、眼癢、指甲易碎變薄、皮膚油或乾、失眠、關節疼痛、頭痛、身體發癢、呼吸急促、口腔過敏、注意力不集中、頭昏腦脹、暈眩、下半身肥胖……幾乎所有能想到的輕微病痛全包括了。

而專家建議的處方，除了他們的食譜及祕而不宣的方法（要付錢才告訴你）之外，比較通俗的大約下述幾個方向：

(1) 多喝水。這會促進身體的基本功能自行平衡酸鹼度。

(2) 少喝咖啡、茶，尤其是汽水等酸性飲料。

(3)避免有防腐、色素等添加物食物。

(4)避免人工甘味的成分。

(5)經常多吃堅果或蔬菜，最好想到就吃，當零食吃。

(6)呼吸，用力地呼吸。

(7)以正確的規則混吃食物。（如上所述，以避免澱粉酸化。）

(8)避免心理壓力，學會開解自己的心結。

但是真正身體體質酸化的原因，卻沒有觸及。

如今發現二氧化碳才是酸性體質的真正元兇。再回頭看看，這些專家所提出的警告，似乎不是空穴來風，而所提出的處方也都與減少身體內的二氧化碳，或排除二氧化碳到身體外的想法，不謀而合。

結語 ❖ 以能量為出發點的食物觀

血液是物質，而氣是能量，是來推動血液的。身體中之物質與能量又是由何而來？如何產生？這就回到最基本的生命需求。

其實不論身體內的物質或能量，最基本的元素都是食物。食物提供了蛋白質、脂肪、碳水化合物等主要營養成分，還有維生素、礦物質等等較微量的分子。身體將吃進來的食物依照身體內的程序重組而成，身體中各器官都依照需要及一定的程序更新。例如紅血球的壽命大約一百二十天，而腦細胞的變動就較少，多是細胞間連結的改變。不僅器官，組織更新要營養素，受損也要修補，又要抵抗外力（細菌、病毒入侵為小者，大者如與敵人作戰需要增強肌肉，應付流血受傷的狀況），就不斷要補充新材料。

目前西方營養學家非常重視各種營養素在身體內部之使用、儲存。

近年來，因為食物的精緻化，同時工具愈來愈發達，汽車、電鋸、電鑽、洗衣機、洗碗機……一切都由汽油或電力帶動，人的活動愈來愈少，故而肥胖成為共同的流行病。尤其是生活水平較高的國家。

例如美國過重者（BMI>25）占人口的百分之六十五，而肥胖者（BMI>30）也有百分之三十。甚至新興地區如中國大陸，過重者也達百分之二十五，而肥胖者超過六千萬人。

現代人勞力的活動比以往的世代少得太多了，而食物又變得更純化，白米、白麵、白糖等都含有高濃度的碳水化合物；而蔬菜、水果也有精製的果菜汁、罐頭取代。雞、牛、豬、羊、甚至魚也都是養殖的產品。我們所吃天然產品愈來愈少，更因加工食品取得容易也就愈吃愈多。肥胖就變成了流行病。

而由肥胖帶來的高血壓、心血管疾病、糖尿病、腎臟病，甚至癌症，就成為現代人死亡主要病因。

其實這些胖子也知道好吃懶做是肥胖的主要原因，但是食色性也，多少人能抵抗美食的誘惑。美國一個最近的民調，百分之七十的人寧願胖，也不肯少吃美食，這個數據好像與百分之六十五的美國人過胖不謀而合。

愛吃是人的天性，也是億萬年來演化的結果。在沒有養殖業的遠古時期，要吃到肉是需要以大量的體力——打獵——來取得的；在沒有農業的更原始時期，稻、麥、甘薯都是野生的，要靠體力去採集。自己做衣服、用手洗衣服、生火做飯，要吃到口、穿上身，是要以多少的勞心勞力換來的。

而今，坐在辦公桌或生產線旁，只要動動手，領到薪水，就可以用錢買到所有需要。動的比祖先少，而吃的卻比祖先多多了。

在演化的過程中，絕大多數時期人類是吃不飽的，所以都養成了耐餓的本領。只要多吃了就一定消化掉而且存起來，所有能在生存競爭中活下來的物種都是儲存營養的高手。

味覺也跟著演化出一些選擇的規則。營養成分高的就好吃，例如膽固醇，就在內臟及蛋黃、鮑魚、海瓜子、螃蟹等有外殼的海鮮這些特別美味的食品中；而油脂也是高熱量的食物，炸薯條、炸雞、炸魚、蚵仔煎……哪樣炸的、煎的食物不好吃？

所以減肥已成了最流行的時尚，就個人而言，身材的曼妙，有時比五官的美麗更重要，身材好，五十公尺遠就受人注目，而五官美要到五公尺內才能覺察。何況肥胖又會帶來各種疾病。減肥可是裡子、面子兼顧的好事，也就難怪減肥這行業可能是比酒的市場更大的生物技術。

目前的營養專家，叫人少吃、多動，但是美食的誘惑、飢餓的難耐，又有多少人能抵抗。低脂、低糖的食物就應運而生，這些產品就像淡菸一樣，降低了使用者的罪惡感，結果，吃了三碗八十大卡的低脂食物，比吃一碗一百三十大卡的普通食物還多了一百一十大卡，又怎能減肥呢？其實一起肥的還有製造低脂、低糖食物的公司，這個行業目前在美國年銷售額達三百二十一億美金，而且仍在成長之中。

目前流行的油切、流糖，標榜能把美味食品中的油帶走，或阻止糖分吸收。但誰知又有多少效果？真正獲利的恐怕又是製造這些產品的公司了。

在血液循環的探討中，身體為了節省能量，願意多提供三倍以上的靜脈血液。這給予極大的啟示：食物除了提供物質來組成各種器官、組織、細胞、分子，也提供美味的享受，甚至心靈的安慰，食物更提供每分每秒都在使用的能量。而在身體使用的優先順序上，節省能量似乎有較高的優先權。所以人類是生來就懶做又好吃的，這也是基本的生存之道。

如果由能量、而非物質的角度來看食物，這是一個另類的嶄新角度，就可能把二度空間的思考改成三度空間。不僅考慮營養是製造身體的基本成分，以及「好吃」是來滿足食慾與心靈的安慰，更要考慮食物如何產生能量，來為身體提供各種運作。這個想法與中醫的思路是一致的，西醫多在「血」上思考，多研究物質，而中醫多思考「氣」這個推動血的能量。所以這個以能量為出發點的食物觀，應是繼「氣」的樂章之後，東方的邏輯可以提供給這個世界的一個——如果不是更重要——至少也是同樣重要的思考方向。

國家圖書館出版品預行編目 (CIP) 資料

水的漫舞 / 王唯工作 . -- 三版 . -- 臺北市 : 大塊文化出版股份有限公司 , 2022.10　面；　公分 . -- (Care ; 2)
ISBN 978-626-7118-97-9(平裝)
1.CST: 健康法 2.CST: 長生法
411.1　　111013189

CARE

Good Care ,
Good Living

CARE

Good Care ,
Good Living

CARE
Good Care ,
Good Living

CARE

Good Care ,
Good Living